Validez votre semestre 2 en IFSI en 800 questions corrigées

UE 1.1, 1.2, 2.3, 2.6, 3.1, 3.2, 4.2, 4.3, 4.4 et 4.5

Chez le même éditeur

Dans la même collection

Validez votre semestre 1 en IFSI en 900 questions corrigées,
par J. Chevillotte, 2018, 272 pages.

Validez vos semestres 3 et 4 en IFSI en 500 questions corrigées,
par J. Chevillotte, 2014, 208 pages.

Calculs de doses en 400 exercices corrigés pour les 3 ans du D.E.I.,
par J. Chevillotte et C. Müller, 2015, 208 pages.

Validez votre UE 2.11 Pharmacologie et thérapeutiques en 200 questions corrigées - Pour les 3 années du DEI,
par C. Müller et J. Chevillotte, 2018, 224 pages (*à paraître*).

Validez votre Diplôme d'État infirmier en 2100 questions corrigées,
par J. Chevillotte et C. Müller, 2016, 680 pages.

Validez votre semestre 2 en IFSI en 800 questions corrigées

UE 1.1, 1.2, 2.3, 2.6, 3.1, 3.2, 4.2, 4.3, 4.4 et 4.5

Coordonné par Jérôme Chevillotte

Cadre supérieur de santé, Infirmier anesthésiste, chargé d'enseignement vacataire dans plusieurs IFSI de la région parisienne

Christelle Jodar

Cadre de santé, formatrice à l'IFSI du centre hospitalier de Villeneuve Saint-Georges (94)

Dominique Le Bœuf

Cadre supérieur de santé, responsable du service de formation continue du centre hospitalier de Versailles (78), chargée d'enseignement vacataire – université Versailles Saint-Quentin, ancienne formatrice en IFSI

Bryan Levoivenel

Cadre de santé au centre hospitalier Le Vinatier (69), ancien cadre formateur sur l'IFSI de la Pitié-Salpêtrière (75)

Catherine Müller

Directrice des soins, directrice des instituts de formation Simone Veil (IFSI-IFAS) au centre hospitalier de Sarrebourg (57), ancienne directrice adjointe de l'école d'infirmiers anesthésistes de Saint-Germain-en-Laye (78)

Magali Neveur

Cadre de santé, formatrice à l'IFSI du centre hospitalier de Versailles (78), chargée d'enseignement vacataire – université Versailles Saint-Quentin

Elsevier Masson

ELSEVIER

Elsevier Masson SAS, 65, rue Camille-Desmoulins, 92442 Issy-les-Moulineaux cedex, France

Validez votre semestre 2 en IFSI en 800 questions corrigées de Jérôme Chevillotte, Christelle Jodar, Bryan Levoivenel, Dominique Le Bœuf, Catherine Müller et Magali Neveur.

ISBN : 978-2-294-75822-5

Table des matières

CHAPITRE

1 Se préparer aux épreuves

Objectifs des épreuves

Intitulé des épreuves du semestre 2

- UE 1.1 Psychologie, sociologie, anthropologie
- UE 1.2 Santé publique et économie de la santé
- UE 2.3 Santé, maladie, handicap, accident de la vie
- UE 2.6 Processus psychopathologiques
- UE 3.1 Raisonnement clinique et démarche infirmière
- UE 3.2 Projet de soins infirmiers
- UE 4.2 Soins relationnels
- UE 4.3 Soins d'urgence
- UE 4.4 Thérapeutiques et contribution au diagnostic médical
- UE 4.5 Soins infirmiers et gestion des risques

Modalités d'évaluation : évaluation écrite de connaissances

La majeure partie des unités d'enseignements (UE) abordées dans cet ouvrage sont évaluées par une épreuve écrite individuelle.

Dans ce cas spécifique des évaluations de connaissances (UE commençant par le chiffre 1 et 2, ainsi que l'UE 4.5 « Gestion des risques »), vous serez seul face à votre copie. Du point de vue du déroulé de ces épreuves, plusieurs documents vous seront distribués : un livret de questions, une grille de réponse (aussi appelée « livret de réponse »), des copies et, selon les universités/IFSI, éventuellement des feuilles de brouillons.

L'UE 4.2 « Soins relationnels » sera évaluée par une épreuve écrite ou orale de réflexion avec utilisation des concepts. Vous devrez démontrer votre capacité à définir les dimensions et attributs de la relation, de la communication, de la négociation ou encore de la médiation... Mais aussi expliquer à quoi ils servent. Comment sont-ils mobilisés ? En lien avec quelles autres notions ? Pourquoi ?... La préparation à cette épreuve ne sera que davantage facilitée par l'évaluation de vos connaissances à l'aide de ce nouveau chapitre.

Le suivi de l'UE 4.3 « Soins d'urgence » permet la délivrance de l'attestation de formation aux gestes et soins d'urgence de niveau 2 « après validation sommative de chacun des modules, [...] basée sur l'évaluation pratique de l'acquisition des gestes et des comportements du stagiaire » (conformément à l'arrêté du 3 mars 2006). Comme nous l'aborderons plus loin (*cf.* tableau page 7 – « Mémoriser pour restituer ») : pour réussir à « appliquer » les gestes adaptés dans le cadre de l'urgence, il faut « comprendre » ce que l'on attend de l'infirmier et ce qu'il se passe dans la situation à laquelle ce dernier est confronté. Quant au processus « comprendre », il n'est possible qu'avec des connaissances professionnelles de bon niveau.

« Connaître » est donc indispensable pour agir en situation. S'exercer à se questionner sur ses connaissances en soins d'urgence vous permettra d'aborder toutes les mises en pratique de cette UE plus sereinement.

Enfin, concernant l'UE 4.4 « Thérapeutiques et contribution au diagnostic médical », l'évaluation consistera en la réalisation de calculs de dose, appliqués en situation simulée. De la rigueur de votre raisonnement dépendra l'exactitude de vos calculs. Rien de tel que l'entraînement donc ! Les QCM, QROC et schémas proposés dans cet ouvrage vous permettront d'aborder tout le travail à effectuer en amont de l'épreuve pour être prêt le jour « J ».

Critères d'évaluation

L'expression « exactitude des connaissances » renvoie à la notion de « précision ». Il est donc indispensable de connaître le contenu des cours et d'être capable de restituer des connaissances conformes.

Le terme « justesse » évoque la qualité de faire quelque chose avec exactitude, précision. Lorsque la justesse d'utilisation ou de compréhension est évoquée, elle rappelle que l'utilisation de l'objet dont il est question doit être parfaitement appropriée. Il ne suffira pas de restituer vos cours « sans réfléchir » : vous devrez au préalable effectuer des recherches complémentaires et approfondir vos cours à l'aide de références bibliographiques fiables.

Cet approfondissement de vos connaissances est indispensable pour maîtriser et restituer le contenu des enseignements. Il vous aidera à vous représenter ce que vous êtes en train d'apprendre.

Il en est de même pour l'idée de « pertinence » qui renvoie à la précision et à la qualité d'un élément, ici celles de vos réponses ou de votre analyse en lien avec les enseignements dont il est question dans chacune des UE.

Enfin, la notion de « compréhension des éléments clés » nécessitera un travail préalable de mémorisation de ces derniers (bien souvent les concepts clés en soins infirmiers) puis d'association sur lesquels là aussi nous reviendrons plus après.

Chacun de ces critères justifiera l'utilisation de différents types de questions lors des évaluations.

	Exactitude des connaissances	Utilisation des concepts	Pertinence du questionnement Cohérence entre (1) l'information recueillie et le raisonnement (2) les hypothèses inventoriées et l'analyse Qualité de l'argumentation	Cohérence du processus d'élaboration du projet Pertinence du contenu et de la planification Prise en compte de la pluri professionnalité	Pertinence de l'analyse et de l'utilisation des concepts	Compréhension des attributs et des dimensions des concepts	Conformité de l'arrêté de 2006	Rigueur du raisonnement Exactitude du résultat Habileté, dextérité Respect hygiène, asepsie, ergonomie	Justesse dans la compréhension des risques Pertinence de l'argumentation des mesures à prendre
UE 1.1 Psychologie, sociologie et anthropologie					X				
UE 1.2 Santé publique et économie de la santé	X								
UE 2.3 Santé, maladie, handicap, accident de la vie	X	X							
UE 2.6 Processus psycho pathologiques	X								
UE 3.1 Raisonnement clinique et démarche infirmière	X		X						
UE 3.2 Projet de soins infirmiers				X					
UE 4.2 Soins relationnel						X			
UE 4.3 Soins d'urgence							X		
UE 4.4 Thérapeutiques et contribution au diagnostic médical								X	
UE 4.5 Soins Infirmiers et gestion des risques									X

Les différents types de questions

Il est important de connaître la structure de l'évaluation. Elle peut comporter des questions à choix unique (QCU), des questions à choix multiples (QCM), des questions à réponses ouvertes et courtes (QROC), des mini-situations cliniques et des schémas en proportions différentes. Ce découpage est normalement connu des formateurs qui peuvent vous le communiquer, s'ils ont été autorisés à le faire par l'université.

Pour les questions à choix unique (QCU) et les questions à choix multiples (QCM) le barème de notation est indiqué sur la page de garde du livret de questions (1re page).

Les consignes relatives à chaque question peuvent être indiquées ou non. Par exemple, une des mentions « Indiquez la bonne réponse », « Indiquez les bonnes réponses » ou « Indiquez la réponse fausse » peut figurer en amont (avant) de la question ; cela facilite votre réponse. Lorsqu'aucune indication n'est précisée, c'est à vous d'indiquer la ou les réponses attendues à la question posée, à partir de ses connaissances.

Pour les **QCU**, une seule réponse est attendue	Parfois, certaines QCU demandent d'indiquer une réponse inexacte. Il est donc primordial de bien lire l'énoncé de la question tant par rapport au fond de la question (c'est-à-dire le contenu abordé) que par rapport à la forme (QCU, QCM, réponse inexacte à cocher, etc.).
Pour les **QCM**, plusieurs réponses sont attendues	Il existe des QCM intitulés *« à compléments groupés »* qui présentent plusieurs propositions numérotées 1, 2, etc. dans leur intitulé. Il s'agit ensuite d'indiquer la ou les réponses attendues à partir des instructions précisées ; par exemple réponse A : les propositions 1 et 4 sont vraies, ou réponse B : les propositions 2 et 4 sont fausses, etc.
	Certains QCM sont de type *« cause à effet »*. Une seule case est à cocher sur la grille de réponse. Le libellé associe deux propositions par un « parce que ».
	D'autres QCM sont de type *« associatifs »*. Le libellé de la question présente deux paramètres en fonction desquels les propositions de réponse ont été rédigées. Là aussi, une seule case est à cocher sur la grille de réponse. Par exemple « cocher la réponse A si la proposition concerne seulement X », ou « cocher la réponse B si la proposition ne concerne ni X, ni Y ». Ces questions sont peu utilisées dans les évaluations destinées aux étudiants en soins infirmiers. Dans cet ouvrage, nous avons fait le choix de ne pas en proposer.
Les **QROC** ne proposent aucune réponse.	Il s'agit de donner une réponse libre qui doit tenir en un nombre limité de lignes (8 à 10). Elles permettent d'évaluer les *connaissances* des étudiants sur un sujet, leur capacité de *synthèse* mais également leur capacité d'*analyse* de la question (c'est-à-dire comment vous avez compris, comment vous l'interprétez).
Les **situations cliniques**	Une situation clinique énonce des données cliniques, un problème diagnostique et/ou thérapeutique et pose une ou plusieurs questions. Ces questions portent sur la physiopathologie, les soins infirmiers, les examens complémentaires, etc. On évalue ici votre raisonnement clinique.
Les **schémas**	Un schéma est une représentation imagée d'un phénomène. Il permet de vérifier la connaissance de ce phénomène dans sa représentation dans l'espace.

Méthodologie des épreuves

La motivation, outil fondamental : « je veux devenir infirmier(ère) ! »

- Certaines matières, plus que d'autres, vous motivent pour travailler. Pour vous inciter à aller de l'avant, à enclencher « la dynamique » du travail et des révisions, remémorez-vous et surtout ne perdez pas de vue votre but ultime : « je veux être infirmier(ère) ! »
- Commencez par les matières que vous appréciez le moins. Ne les gardez pas pour la fin du semestre, période où le stress monte et où vous êtes moins réceptif. N'oubliez pas certains préalables comme le passage de deuxième année en troisième année qui s'effectue par la validation des semestres 1, 2, 3 et 4 ou par la validation des semestres 1 et 2 et de 48 crédits sur 60 répartis sur les semestres 3 et 4 – Les semestres 1 et 2, et donc ses UE à valider, sont primordiaux pour votre progression dans cette formation.
- Dans votre organisation, gardez du temps pour vous, pour vous détendre et ne négligez ni votre sommeil, ni la qualité de votre alimentation : à corps fatigué, cerveau peu efficace ! Le pire ennemi est soi-même : venez passer cet examen comme si vous l'aviez déjà validé ; cela vous aidera à avoir confiance en vous plutôt que de vous dire que c'est perdu d'avance !

Un préalable indispensable : le travail de mémorisation

Trier pour se repérer

Il est indispensable de consacrer du temps à **trier** vos cours de façon à connaître quels sont les contenus abordés à l'intérieur de chaque unité d'enseignement (UE). Cela permet de **se repérer** dans cette compilation d'informations à retenir.

Associer pour mieux comprendre

Les questions posées lors des évaluations balayent l'ensemble des contenus prévus au sein de chaque UE. Se préparer à l'épreuve, c'est déjà **associer** chaque cours dispensé à l'un des éléments de contenu de l'UE (faire les liens). Dans cet ouvrage, un rappel des contenus devant être abordés dans l'UE pendant les cours est fait avant chaque test de connaissances.

Nous vous rappellerons également les objectifs poursuivis par chaque UE. Ces objectifs sont toujours en lien avec une compétence spécifique, qui oriente l'axe de travail que vous devez suivre. Exemple : La compétence 4 « Mettre en œuvre des thérapeutiques et des actes à visée diagnostique » oriente l'UE 2.4 « Processus traumatiques vers l'administration des thérapeutiques, les prescriptions médicales, les gestes techniques, la gestion de la douleur, etc. ».

Chaque UE dispose d'une enveloppe temps pour dispenser les enseignements avec des cours magistraux (CM), des travaux dirigés (TD) ainsi que du temps personnel (TP). La présence aux cours magistraux n'est pas obligatoire ; cela ne veut pas dire qu'ils sont inutiles. Il est tentant de ne pas y assister, d'autant plus que les cours peuvent être disponibles en ligne ou sur polycopiés. Le risque, lorsque l'on n'est pas assidu, est de perdre le fil conducteur de l'UE voire d'autres UE en lien.

▶ Mémoriser pour restituer

Dans un troisième temps, vous devez faire un travail de mémorisation de ces contenus.

Attention, les objectifs visés par les questions peuvent être divers : connaître, comprendre, appliquer ou analyser. À chacun de ces objectifs correspond un apprentissage qui lui est propre. À vous d'aller plus loin et d'approfondir ces contenus car les enseignants ne donnent que des bases d'apprentissage.

Connaître	**Comprendre**	**Appliquer**	**Analyser**
demande d'avoir mémorisé des informations et le « par cœur » peut suffire. Cette méthode permet de définir un objet.	suppose d'être capable de reformuler avec ses propres mots. Ce procédé permet : – d'identifier à quoi sert l'objet ; – de déterminer de quelle façon il est utilisé et dans quel contexte ; – de déterminer son lien avec d'autres notions ; – et de comprendre pourquoi il est utilisé.	sous-entend que vous ayez compris comment l'objet était utilisé dans votre pratique de soins. Dans cette partie, il faut être capable de répondre aux attentes « en situation ».	requiert d'être capable de mesurer les écarts entre une situation appropriée et une situation problématique. Cette capacité nécessite de maîtriser les trois processus précédents : connaître, comprendre et appliquer.

Les TD servent à illustrer, approfondir et compléter des cours magistraux. Pour vous préparer au mieux, il est conseillé d'avoir travaillé l'étape précédente (mémorisation) avant de venir aux TD. Si possible, revoyez votre cours le jour même ou au moins dans les deux ou trois jours qui suivent le cours magistral.

Le jour de l'épreuve : faites du temps votre allié !

Lors des épreuves écrites, les étudiants n'exploitent pas suffisamment le temps qui leur est imparti ! Si l'épreuve dure 90 minutes pour 30 QCM, vous disposez de 1 à 2 minutes pour traiter chacune des questions. Utilisez le reste du temps pour relire votre copie.

Avant même de commencer l'épreuve, vous devez prévoir ce temps de relecture. Ce temps indispensable intervient avant de rendre sa copie : il permet de vérifier que la copie est correctement identifiée, mais aussi que vous avez reporté les bonnes réponses sur le livret prévu à cet effet.

Pour les épreuves orales, la plus vraie des citations reste celle de Nicolas Boileau-Despréaux « *Ce qui se conçoit bien s'énonce clairement – Et les mots pour le dire arrivent aisément* ». Il n'existe donc pas d'improvisation pour les épreuves orales ; il s'agit bien de réaliser la démonstration de ses compétences sur un sujet donné en utilisant des références travaillées pendant les cours et en les

mettant en lien avec des faits relatés dans l'énoncé du sujet (situation). Pour cela, je peux (par exemple) répondre à la question « à quel endroit du texte est-il question de pudeur, intimité, santé, maladie... ? » ou « Est ce que cette situation fait écho à une situation de soin déjà vécue en stage ou dans mon expérience professionnelle ? »,
« En quoi est-elle similaire ? Différente ? », « Quelle réflexion cela m'évoque en ce qui concerne la pratique de mon métier d'infirmier demain ? », « Sur quoi dois-je porter mon attention ? »...

Lors d'une épreuve orale, des règles essentielles restent à appliquer : présenter un exposé structuré avec (lorsque cela est demandé) une introduction, un développement (réponses aux questions) et une conclusion. Se détacher de ses notes. Regarder son jury. Parler distinctement et correctement (attention aux éléments de langage familier).

Quant à la mise en situation pratique, notamment pour l'UE 4.3 « Soins d'urgence », il s'agira de ne pas confondre vitesse et précipitation. Il n'y a pas plus structuré que les soins d'urgence, qui ne laissent pas de place à l'improvisation. Vos formateurs en soins d'urgence vous le répéteront : (1) En soins d'urgence, une seule devise : protéger, alerter, secourir (2) Pas d'alerte, sans bilan (3) Pas de bilan, sans hiérarchisation des problèmes à partir des fonctions vitales en jeu (1/ Fonction Neurologique 2/ Fonction Circulatoire 3/ Fonction Respiratoire ou « Bilan NRC »).

L'analyse de la question : interrogez le sens des mots pour répondre sans erreurs !

Qu'il s'agisse des épreuves écrites ou orales, les questions sont parfois traîtresses et il faut veiller à ne pas répondre aux questions de manière mécanique.

À ce stade du travail, vous avez assimilé un certain nombre de connaissances ; cependant, pour les épreuves écrites, les définitions proposées sont parfois proches les unes des autres et ne reprennent pas mot pour mot celles qui ont été données dans le cadre du cours. Il s'agit donc d'avoir bien compris la notion de « mémoire du travail » pour répondre sans erreur.

Il est donc primordial de bien lire la consigne et la question et de ne surtout pas prendre connaissance des réponses proposées pour ne pas être influencé. Ainsi, vous pourrez vous rappeler des notions et faire travailler votre mémoire pour vérifier vos connaissances. Cela vous évitera d'être influencé par les mauvaises réponses ou les réponses qui sont faites pour induire le doute dans votre esprit et vous permettra ainsi de vérifier l'exactitude de vos connaissances.

N'oubliez pas : il est indispensable de relire la consigne plusieurs fois.

Vous l'avez compris, vous devez faire un travail d'analyse de la question et vous interroger :

- **sur le fond :** quels sont les contenus visés ? Vous devez, au brouillon, identifier les mots clés présents dans l'énoncé puis écrire rapidement un plan détaillé de ce que vous savez sur le sujet traité. Cela évitera les confusions au moment de faire votre choix entre les différentes réponses proposées.

- **sur la forme :** que veulent dire les mots utilisés ? Quel est le sens des verbes, des adverbes choisis ? Ces questions simples et apparemment anodines permettent d'éviter bien des pièges : ce n'est pas la même chose de demander de citer les signes cliniques « systématiquement » présents lors de telle ou telle pathologie (ici, il y a une affirmation à produire) ou bien de demander les signes cliniques « aussi » présents dans deux pathologies (ici, il y a une comparaison à restituer). Parfois, des comparaisons sont demandées avec l'utilisation de « le plus... » ou « le moins... ». L'utilisation du pluriel ou du singulier oriente également sur le nombre de réponses à produire.

Si vous avez un « trou de mémoire » : passez la question et revenez dessus s'il vous reste du temps à la fin de l'épreuve. Cela vous évitera un stress pendant l'épreuve qui pourrait vous déconcentrer et, donc, vous faire perdre du temps pour répondre aux autres questions.

L'entraînement est très important et vous permet de canaliser les tensions le jour de l'examen. Pour cela, un bon exercice est de créer soi-même les QCM, QROC, etc. à partir des enseignements reçus. Ce travail permet de mieux comprendre le contenu du cours, mais il est très chronophage et ne corrige pas vos erreurs éventuelles. Cet ouvrage, en proposant à la fois une auto-évaluation et la construction de compétences, répond parfaitement à cette optique.

Un bon entraînement est un entraînement « en conditions d'examen » ; si vous disposez de 2 à 3 minutes par question le jour J, vous devez vous mettre dans les mêmes modalités pour que cette préparation soit utile, en répartissant le temps à consacrer à chaque question en fonction du barème de point proposé.

Si vous avez déjà passé l'épreuve, n'hésitez pas à reprendre (si on vous les a rendues) ou à aller consulter vos anciennes copies : cela vous permettra d'identifier les points du cours qui ne sont pas maîtrisés, mais aussi les erreurs méthodologiques.

Quel que soit votre état d'avancement : pas de panique !

Le manque de temps est souvent invoqué par les étudiants à l'aube de leurs examens. Un bon planning de travail et de révision suffit à éliminer cette impression et à diminuer le stress. En revanche, lorsque vous décidez de travailler vos cours, coupez et rangez votre téléphone portable, faites-en de même avec internet et toutes les distractions qui peuvent vous tenter.

Révisions de dernière minute : trouvez le bon équilibre

Vous n'êtes pas prêt pour vos partiels : l'erreur est humaine ! Restez calme : le tout est de savoir exploiter au maximum la période qui les précède. Vous pourrez ainsi réviser efficacement et rapidement. La méprise serait de se noyer sous une quantité de travail trop importante. Plus que les autres étudiants, vous devrez établir un planning de révision, prioriser en fonction du niveau de difficulté, de l'importance des UE en nombre d'ECTS (*European Credits Transfer System*) ou de celles où vous pourrez progresser en peu de temps. Votre lecture des cours devra être différente : entrer moins dans les détails, diviser le temps disponible par le nombre de cours de façon à tout revoir. Au pire, prévoyez peut-être de faire l'impasse sur certaines UE pour les sessions initiales; réorganisez-vous pour les épreuves de rattrapage et cette fois tenez vos engagements!

Enfin, la solidarité peut aussi vous aider : discuter des cours avec un groupe d'amis peut vous permettre d'avoir des informations sur les attentes de ces évaluations. Peut-être même que vos amis vous feront bénéficier de leurs fiches de révision, de leur réflexion à partir de recherche documentaire, etc.

Dans tous les cas, prêt ou pas, une seule solution : l'organisation!

Votre planning de révision

Réussir ses partiels est souvent plus simple qu'on ne le pense. Pour bien préparer l'examen, il faut considérer le temps comme un outil et non comme un ennemi. Prévoyez un temps de travail personnel suffisant. Vous devrez vous habituer à plus d'autonomie.

Quelques simulations pour mieux comprendre

La durée de la formation est de 3 années, soit 6 semestres de 20 semaines chacun, équivalent à 4200 heures. Le travail personnel complémentaire est estimé à 900 heures environ, soit 300 heures par an. La charge de travail de l'étudiant est donc de 5100 heures pour 6 semestres, soit 850 heures par semestre ou 42 heures 30 par semaine ou encore 8 heures 30 par jour, 5 jours par semaine, et ce **dès le premier jour de la rentrée du semestre 1 et désormais en semestre 2**!

Plusieurs situations de travail peuvent être envisagées. Dans chacun des cas, l'étudiant est prêt à partir en cours à 8 heures du matin et travaillera jusqu'à 22 heures. Il consacrera chaque jour 2 heures à prendre ses repas, 2 heures dans ses déplacements et 7 heures à suivre ses cours du lundi au vendredi.

- **1er départ :** je travaille dès le premier jour de la rentrée, soit pendant les 20 semaines du semestre. Je dispose de 14 heures par jour (de 8 heures à 22 heures) desquelles je déduis 2 heures de repas, 2 heures de transport et 7 heures de cours. Il me reste 3 heures par jour de temps personnel. Je décide de travailler 1 heure et demie du lundi au vendredi. Pour autant, je dispose encore de 1 heure et demie chaque soir, de tous mes samedis et dimanches ainsi que de 2 semaines de vacances pour mes loisirs et/ou obligations. *Vérification* : 1 heure et demie de travail du lundi au vendredi = 7 heures et demie de travail hebdomadaire = 150 heures de travail effectué sur 20 semaines (1 semestre) = 900 heures de travail personnel fourni sur 6 semestres : le compte est bon !

- **2e départ :** je commence à travailler au milieu du semestre, soit pendant les 10 semaines restantes du semestre. Je dispose de 14 heures par jour (de 8 heures à 22 heures) desquelles je déduis 2 heures de repas, 2 heures de transport et 7 heures de cours. Il me reste 3 heures par jour de temps personnel. Je décide de travailler 3 heures du lundi au vendredi. Pour autant, je dispose encore de tous mes samedis et dimanches ainsi que de 2 semaines de vacances pour mes loisirs et/ou obligations. *Vérification* : 3 heures de travail du lundi au vendredi = 15 heures de travail hebdomadaire = 150 heures de travail effectué sur 10 semaines : le compte est bon cette fois-ci, mais cela se complique !
- **3e départ :** je commence à travailler 5 semaines avant la fin du semestre dont 2 semaines de vacances. Je dispose de 14 heures par jour (de 8 heures à 22 heures) desquelles je déduis 2 heures de repas (pas de transport ni de cours pendant les 2 semaines de vacances). Il me reste 12 heures par jour de temps personnel. Je conserve 2 jours par semaine pour me reposer. Je vais pouvoir consacrer 120 heures de mon temps à travailler. Il me restera 30 heures de travail personnel à fournir sur les trois dernières semaines, soit 10 heures par semaine soit 2 heures chaque soir du lundi au vendredi. *Vérification* : 12 heures de travail du lundi au vendredi pendant 2 semaines = 12 × 5 × 2 = 120 heures de travail pendant les vacances auxquelles j'ajoute 2 heures de travail journalier du lundi au vendredi pendant 3 semaines, soit 2 × 5 × 3 = 30 heures de travail effectué sur 3 semaines = 150 heures de travail effectuées sur 5 semaines : le compte est bon pour ce semestre mais à quel prix ! Est-ce tenable ?

Attention cependant, car les partiels de l'université se situent parfois 2 à 3 semaines avant la fin du semestre !

Le rétroplanning du semestre 1 : trois, deux, un…

Voici un rétroplanning de 20 semaines (S1 à S20) correspondant à votre semestre 2. Les couleurs sont placées à titre indicatif afin de vous aider à programmer toutes les étapes nécessaires avant vos « révisions ».

Planifiez votre travail par semaine : rattrapez et travaillez les contenus des cours auxquels vous n'avez pas pu assister dans cet intervalle hebdomadaire, sans prendre de retard.

3) Fixez-vous des objectifs avec des échéances précises.
2) Respectez-les !
1) Cochez la case correspondante : vous aurez la satisfaction de constater votre progression.

		S1	S2	S3	S4	S5	S6	S7	S8	S9	S10	S11	S12	S13	S14	S15	S16	S17	S18	S19	S20
J'ai **relu et trié** mes cours par UE et par compétences.	UE 1.1																				
	UE 1.2																				
	UE 2.3																				
	UE 2.6																				
	UE 3.1																				
	UE 3.2																				
	UE 4.2																				
	UE 4.3																				
	UE 4.4																				
	UE 4.5																				
J'ai **associé** chaque cours à l'un des contenus et **fais les liens** avec les objectifs de l'UE.	UE 1.1																				
	UE 1.2																				
	UE 2.3																				
	UE 2.6																				
	UE 3.1																				
	UE 3.2																				
	UE 4.2																				
	UE 4.3																				
	UE 4.4																				
	UE 4.5																				
J'ai **mémorisé** par cœur les informations et je suis capable de définir l'objet du cours.	UE 1.1																				
	UE 1.2																				
	UE 2.3																				
	UE 2.6																				
	UE 3.1																				
	UE 3.2																				
	UE 4.2																				
	UE 4.3																				
	UE 4.4																				
	UE 4.5																				

		S1	S2	S3	S4	S5	S6	S7	S8	S9	S10	S11	S12	S13	S14	S15	S16	S17	S18	S19	S20
J'ai **identifié** à quoi sert l'objet. De quelle façon il est utilisé, pourquoi et dans quel contexte?	UE 1.1																				
	UE 1.2																				
	UE 2.3																				
	UE 2.6																				
	UE 3.1																				
	UE 3.2																				
	UE 4.2																				
	UE 4.3																				
	UE 4.4																				
	UE 4.5																				
Je suis capable d'**utiliser** cet objet dans ma **pratique de soins**.	UE 1.1																				
	UE 1.2																				
	UE 2.3																				
	UE 2.6																				
	UE 3.1																				
	UE 3.2																				
	UE 4.2																				
	UE 4.3																				
	UE 4.4																				
	UE 4.5																				

		S1	S2	S3	S4	S5	S6	S7	S8	S9	S10	S11	S12	S13	S14	S15	S16	S17	S18	S19	S20
Je suis capable de **mesurer les écarts** entre une situation appropriée et une situation problématique.	UE 1.1																				
	UE 1.2																				
	UE 2.3																				
	UE 2.6																				
	UE 3.1																				
	UE 3.2																				
	UE 4.2																				
	UE 4.3																				
	UE 4.4																				
	UE 4.5																				
Je me suis **entraîné** à répondre à des questions.	UE 1.1																				
	UE 1.2																				
	UE 2.3																				
	UE 2.6																				
	UE 3.1																				
	UE 3.2																				
	UE 4.2																				
	UE 4.3																				
	UE 4.3																				
	UE 4.4																				

Utilisez au maximum votre livre

Les questions proposées par unité d'enseignement (UE) balayent l'ensemble des contenus définis dans l'arrêté de formation.

Pour chaque UE, vous trouverez deux parties :

- « Testez-vous » : cette partie (d'une vingtaine de questions) permet de faire une auto-évaluation de votre niveau. Pour chacune des questions posées, il est indiqué s'il est attendu une ou plusieurs réponses. En fonction de vos résultats, ne passez pas à la partie suivante, retravaillez vos cours pour acquérir un meilleur niveau de compétence avant l'entraînement. Au besoin, vous pouvez à nouveau réaliser le test ;
- « Entraînez-vous » : cette partie vous prépare à répondre à des formulations de questions différentes tout en testant vos connaissances. Ici, le nombre de réponses attendues n'est pas forcément indiqué.

Pour une meilleure préparation aux examens, inscrivez vos réponses directement sur l'ouvrage. Si vous devez retravailler certaines parties à l'intérieur desquelles vous avez réalisé des erreurs (test et/ou entraînement), utilisez des couleurs différentes à chaque fois : cela vous permettra de savoir où vous vous êtes arrêté, mais surtout d'évaluer votre progression entre deux séances de travail.

Ce livre, par son format, est facilement transportable ; il ne faut donc pas hésiter à l'emporter partout avec soi.

Bon entraînement !

CHAPITRE

2 UE 1.1 – Psychologie, sociologie, anthropologie

PRÉREQUIS

Testez votre niveau sur les prérequis

▶ UE 1.1 S1 – Psycho-socio-anthropologie

Dans cet enseignement, les objectifs sont de caractériser les principaux concepts en psychologie et psychologie sociale, d'identifier les étapes du développement psychologique, cognitif, psychomoteur de l'homme, d'expliciter le caractère unique de l'expérience de santé vécue par une personne, et d'identifier les caractéristiques psychologiques pouvant influencer la représentation de la santé et de la maladie chez une personne ou un groupe de personnes, et la participation aux soins.

1 – Indiquez les bonnes réponses. Il existe plusieurs formes de mémoire parmi lesquelles :

- ☒ a. la mémoire procédurale
- ☐ b. la mémoire dynamique
- ☐ c. la mémoire sensorielle
- ☒ d. la mémoire de travail
- ☒ e. la mémoire à moyen terme

2 – Indiquez la bonne réponse. L'image corporelle naît du lien entre le langage et le corps. Elle se construit, au cours du développement, grâce :

- ☐ a. au stade phallique
- ☐ b. au stade oral
- ☒ c. au stade du miroir
- ☐ d. au stade anal
- ☐ e. au stade freudien

3 – Indiquez les bonnes réponses. Les étapes fondamentales de la construction psychique d'un sujet sont :

- ☒ a. aliénation et sublimation
- ☐ b. sublimation et séparation
- ☒ c. idéalisation et acceptation
- ☐ d. aliénation et séparation
- ☐ e. le stade du miroir

4 – Indiquez les bonnes réponses. Selon les théories freudiennes, l'inconscient est le lieu :

☐ a. des conflits cognitifs
☒ b. des conflits psychiques
☐ c. des événements acceptés
☐ d. des événements positifs
☒ e. des événements refoulés

5 – Indiquez les bonnes réponses. Le schéma corporel est une représentation que le sujet a de son propre corps. Il représente :

☒ a. une séparation entre le soi et le non-soi
☐ b. un premier pas vers l'identification des besoins
☐ c. le chemin vers l'autonomie
☒ d. une vision autocentrée
☐ e. la valeur de l'estime de soi

Réponses aux prérequis

Le barème :

- toutes les réponses sont conformes : 1 point ;
- 1 réponse non conforme : 0,5 point ;
- 2 réponses non conformes : 0,3 point ;
- 3 ou plus de réponses non conformes : 0 point.

Question	Réponse	Points obtenus
1	a. – c. – d.	0,5
2	c.	1
3	d. – e.	0
4	b. – e.	1
5	a. – b. – c.	0,5
TOTAL		

Vous avez obtenu moins de 3/5 : vous devez réviser vos cours et refaire une séance d'entraînement sur l'UE 1.1 Psychologie, sociologie, anthropologie du semestre 1.

Vous avez obtenu plus de 3/5 : passez au test suivant.

OBJECTIFS/CONTENU DE L'UE

Objectifs de l'unité d'enseignement[1]

- Caractériser les principaux concepts en sociologie, anthropologie, ethnologie
- Explorer la signification de la santé dans un contexte de diversité culturelle et sociale, diversité des valeurs et des croyances

1. Auteur référent : Catherine Müller.

- Identifier les caractéristiques sociales et psychosociales pouvant influencer la représentation de la santé et de la maladie d'une personne ou un groupe de personnes et la participation aux soins
- Expliquer les liens entre la demande de relation et de communication des personnes et les contextes psychologiques et sociaux
- Développer une vision intégrée de la personne humaine et de la santé

Éléments de contenu

- Les grands domaines de la sociologie
- Les concepts de base en sociologie
- Les concepts de base en anthropologie et ethnologie
- La relation soigné-soignant et ses aspects
- La dynamique dans les relations de soins

TESTEZ-VOUS

Testez vos connaissances

6 – Indiquez les bonnes réponses. Selon H. Pieron (1951), l'objet de la psychologie est de :

- ☒ a. décrire les conduites humaines
- ☐ b. prévoir les conduites et comportements humains
- ☐ c. envisager des scénarii de décision
- ☒ d. expliquer les conduites de l'homme
- ☐ e. expliciter les évolutions sociétales

7 – Indiquez les bonnes réponses. La psychologie est une discipline divisée en 7 branches, issues chacune des différentes théories développées depuis son apparition. Parmi ces branches, on trouve :

- ☒ a. la psychologie opérationnelle
- ☒ b. la psychologie expérimentale
- ☒ c. la psychologie sociale
- ☒ d. la psychologie clinique
- ☒ e. la psychologie différentielle

8 – Indiquez les bonnes réponses. La psychologie clinique a pour objectifs de :

- ☐ a. s'intéresser à l'individu dans sa spécificité
- ☒ b. identifier les liens entre l'individu et la société
- ☒ c. trouver des explications aux difficultés du patient
- ☒ d. faire le lien entre personnalité et comportements de l'individu
- ☐ e. laisser le sujet se raconter

9 – Indiquez les bonnes réponses. Dans le traitement de l'information, le fonctionnement cognitif de l'individu comporte plusieurs étapes parmi lesquelles :

☐ a. la perception
☐ b. le traitement cognitif
☐ c. la mémorisation
☐ d. le raisonnement
☐ e. la représentation

10 – Indiquez les bonnes réponses. Il existe plusieurs formes de mémoire parmi lesquelles :

☐ a. la mémoire procédurale
☐ b. la mémoire dynamique
☐ c. la mémoire sensorielle
☐ d. la mémoire de travail
☐ e. la mémoire à moyen terme

11 – Indiquez les bonnes réponses. Au début du XXe siècle, Freud apporte une contribution importante à la psychologie analytique. Le modèle qu'il élabore repose en grande partie sur :

☐ a. un topique qui regroupe conscient, inconscient et préconscient
☐ b. un topique qui comprend le ça, le moi et le surmoi
☐ c. un fonctionnement à la recherche d'équilibre entre ces 2 topiques
☐ d. un fonctionnement en tension permanente entre ces 2 topiques
☐ e. un fonctionnement qui alterne entre ces 2 topiques

12 – Indiquez les bonnes réponses. En psychologie, la notion de mécanisme de défense est essentielle : en réponse à un signal, l'organisme met en œuvre ces mécanismes pour se protéger. Parmi ces mécanismes, on connaît :

☐ a. l'approbation
☐ b. le refoulement
☐ c. le déni
☐ d. la sublimation
☐ e. le déplacement

13 – Indiquez les bonnes réponses. En tant qu'être social, l'homme fait partie d'un groupe (familial, amical, professionnel, sportif, etc.). Au sein du groupe, l'individu a des relations liées :

☐ a. à des normes sociales
☐ b. à son physique
☐ c. à des stéréotypes
☐ d. à son influence
☐ e. à des préjugés

14 – Indiquez les bonnes réponses. La psychologie de la santé repose sur plusieurs notions parmi lesquelles :

☐ a. les interactions de la personne dans son milieu social
☐ b. l'étude des comportements de santé

☐ c. les représentations sociales de la personne
☐ d. les notions de stress, coping et résilience
☒ e. la mise en place des mécanismes de défense

15 – Indiquez les bonnes réponses. En psychologie, le modèle intégratif et multifactoriel sert à expliquer les liens entre santé et maladie. Il repose sur plusieurs critères :
☐ a. la maladie concernée
☒ b. des facteurs internes
☒ c. les ressources de l'individu
☒ d. des facteurs environnementaux
☒ e. des facteurs sociaux

Bilan du test

Le barème :

- toutes les réponses à une question sont conformes : 1 point ;
- 1 réponse est non conforme : 0,5 point ;
- 2 réponses sont non conformes : 0,3 point ;
- 3 réponses ou plus sont non conformes : 0 point.

Questions	Réponses	Points obtenus
6	a. – b. – d.	0,5
7	b. – c. – d. – e.	0,3
8	a. – c. – d.	1
9	a. – b. – c. – d.	1
10	a. – c. – d.	1
11	a. – b. – c.	1
12	b. – c. – d. – e.	1
13	a. – c. – d. – e.	0,5
14	b. – d. – e.	0,3
15	b. – c. – d. – e.	0,3
TOTAL		

Vous avez moins de 5/10 : l'essentiel n'est pas maîtrisé. Révisez vos cours avant de commencer l'entraînement.

Vous avez entre 5 et 7/10 : il faut poursuivre vos efforts. Vous avez déjà acquis certaines notions, mais celles-ci doivent être renforcées. Révisez les thèmes sur lesquels vous avez perdu des points avant de commencer l'entraînement.

Vous avez plus de 7/10 : consolidez vos acquis. Vous êtes presque prêt ; poursuivez vos efforts en vous entraînant.

Entraînez-vous avec des QCM

Consignes : une ou plusieurs bonnes réponses sont attendues pour l'ensemble des questions.

16 – En sociologie, une société est définie par les caractéristiques suivantes :

☐ a. l'existence de groupes distincts
☐ b. une organisation spécifique des relations
☐ c. une division du pouvoir
☐ d. des institutions connues
☐ e. une culture commune

17 – Plusieurs auteurs ont contribué de manière majeure à la sociologie et sont encore actuellement des références incontournables, parmi lesquelles :

☐ a. Simmel
☐ b. Piaget
☐ c. Freud
☐ d. Durkheim
☐ e. Tönnies

18 – En 1960, Raymond Aron définit la société industrielle par :

☐ a. une distinction forte entre activité domestique et activité de production
☐ b. la prépondérance des structures sociales (âge, sexe, parenté, etc.)
☐ c. une organisation du travail qui repose sur des exigences techniques
☐ d. le réinvestissement d'un capital accumulé
☐ e. l'utilisation de toutes les formes de rationalité (marchande, économique, etc.)

19 – Tönnies a distingué deux formes de volonté humaine, dont l'une est la volonté organique. Celle-ci :

☐ a. se caractérise au travers du plaisir, de l'habitude et de la mémoire
☐ b. inclut le sentiment d'appartenance à un groupe
☐ c. se caractérise par des actions raisonnées et organisées
☐ d. se caractérise par des formes d'abstraction en vue de décisions réfléchies
☐ e. combine plusieurs dimensions affectives (familiale, sociale, spatiale, etc.)

20 – En sociologie, la culture est définie par Guy Rocher (1995) comme :

☐ a. des activités individuelles et mouvantes
☐ b. une contribution au goût et à l'esprit
☐ c. un ensemble de manières de penser et d'agir
☐ d. des modes d'actions plus ou moins formalisées, mais partagées
☐ e. la base d'une collectivité construite

21 – « La culture hospitalière » a un objectif que chacun réalise des soins de qualité et performants. Plusieurs éléments contribuent à cette culture :

☐ a. la notion de service public
☐ b. une organisation hiérarchique triangulaire
☐ c. une reconnaissance de chaque individu
☐ d. une répartition réglementée des tâches
☐ e. une gestion efficiente des soins

22 – En sociologie, le statut définit la position d'un individu dans la société. Plusieurs paramètres interviennent dans la définition de ce statut :

☐ a. des paramètres innés
☐ b. des paramètres hiérarchiques
☐ c. des paramètres évolutifs
☐ d. des paramètres imposés
☐ e. des paramètres acquis

23 – Chaque individu a un rôle (ou plusieurs) dans la société. Ces rôles peuvent être :

☐ a. prescrits
☐ b. attendus
☐ c. innés
☐ d. refusés
☐ e. inattendus

24 – En sociologie, un groupe est composé de plusieurs personnes qui :

☐ a. sont réunies pour la même activité
☐ b. interagissent
☐ c. sont réunies au même endroit
☐ d. s'influencent
☐ e. ont conscience d'un lien qui les réunit

25 – En 1909, Cooley définit ce qu'est un groupe primaire :

☐ a. il unit des personnes qui s'associent
☐ b. il associe des personnes qui collaborent
☐ c. il réunit des personnes intimement liées
☐ d. il rassemble des personnes autour de projets formels
☐ e. il associe des personnes autour d'idéaux individuels et sociétaux

26 – Un groupe formel se caractérise par :

☐ a. la formulation d'objectifs
☐ b. une hiérarchie peu définie
☐ c. la mise en œuvre de règles de fonctionnement
☐ d. une organisation implicite, mais connue
☐ e. un organigramme construit

27 – Un groupe social réunit des personnes autour d'un même objectif. Quand celui-ci est lié au travail et/ou à une forme de production, la position de chaque personne est déterminée par :

- ☒ a. son statut dans l'entreprise
- ☒ b. sa place dans la hiérarchie
- ☒ c. ses rapports avec les autres personnes
- ☐ d. sa participation à des groupes informels
- ☒ e. son activité en lien avec la production

28 – En 1944, Lewin définit la notion de « dynamique des groupes ». Selon lui, cette dynamique spécifique est liée à :

- ☐ a. la somme de la dynamique de chaque individu
- ☒ b. les interdépendances qui se créent
- ☒ c. un équilibre des forces en présence
- ☐ d. la composition stable du groupe
- ☒ e. les formes de pouvoir qui y sont exercées

29 – Selon l'Insee, la famille :

- ☒ a. est la partie d'un ménage qui comprend au moins deux personnes
- ☐ b. regroupe des personnes qui vivent sous le même toit
- ☒ c. peut être un couple marié ou non avec ou sans enfants
- ☐ d. est la partie d'un ménage qui comprend plus de deux personnes
- ☒ e. peut être un adulte avec son (ses) enfant(s)

30 – Il existe plusieurs sortes de filiations qui impactent la forme de l'héritage transmis :

- ☒ a. la filiation indifférenciée
- ☐ b. la filiation bilinéaire
- ☐ c. la filiation unilinéaire
- ☐ d. la filiation matrilinéaire
- ☐ e. la filiation patrilinéaire

31 – Depuis le début du XXIe siècle, les principales évolutions de la structure familiale sont :

- ☐ a. une augmentation du nombre de mariages
- ☒ b. une augmentation de l'âge des mariés
- ☒ c. une augmentation du nombre de divorces
- ☒ d. une diminution du nombre d'enfants par couple
- ☐ e. une diminution de la précocité des divorces

32 – En sociologie des organisations, Rickert a identifié plusieurs types de leadership parmi lesquels :

- ☐ a. le style interactif
- ☒ b. le style autoritaire
- ☒ c. le style paternaliste
- ☒ d. le style participatif
- ☒ e. le style consultatif

33 – Dans la dynamique de groupe, les notions de groupe d'appartenance et groupe de référence sont importantes. Un même individu peut se reconnaître dans les 2 types de groupe parce que :

- ☒ a. le groupe de référence est celui auquel il souhaite appartenir, car il en partage les normes et les valeurs
- ☑ b. le groupe de référence lui permet d'adopter des façons d'agir déjà en vigueur au sein de groupe
- ☑ c. le groupe de référence lui permet de se situer dans la société, en référence aux codes en vigueur dans le groupe
- ☐ d. le groupe de référence lui apporte sécurité affective et sociale
- ☐ e. le groupe de référence est un groupe qui lui apporte une vision positive utile

34 – L'anthropologie cherche à comprendre comment l'homme vit ses relations avec les autres afin d'asseoir son identité et sa propre altérité. Pour cela, l'anthropologie s'appuie sur plusieurs théories :

- ☒ a. l'organisation sociale de la parenté
- ☒ b. la pensée de la religion
- ☒ c. l'ordre social
- ☐ d. la valorisation des individus
- ☐ e. la reconnaissance des personnalités

35 – La culture est « ***l'ensemble des traits distinctifs, spirituels et matériels qui caractérisent une société ou un groupe social*** **» (conférence mondiale de Mexico, 1982). Quelles en sont ces différentes dimensions ?**

- ☒ a. les acquis issus de l'éducation familiale, scolaire et professionnelle
- ☐ b. les acquis issus des apprentissages personnels
- ☒ c. les valeurs et coutumes du groupe social
- ☐ d. les acquis issus des apprentissages individuels
- ☐ e. les connaissances individuelles

36 – Dans un groupe, les comportements de ses membres sont tributaires :

- ☒ a. des interactions entre les membres
- ☒ b. des biais qui apparaissent
- ☒ c. de la créativité de chacun des membres
- ☐ d. de non-conformités non discutées
- ☒ e. des attitudes possiblement modifiables

37 – Le concept d'« institution » désigne :

- ☐ a. la création fortuite d'un groupe
- ☐ b. la compilation de valeurs et de normes
- ☒ c. un dispositif organisé
- ☐ d. une forme de fonctionnement peu normé
- ☑ e. ce qui est commun à un groupe et entraîne une adhésion

38 – Une croyance est une idée à laquelle un individu adhère, affectivement, moralement et intellectuellement. Elle peut prendre plusieurs formes :

- ☒ a. un préjugé
- ☒ b. une superstition

- ☐ c. une théorie scientifique
- ☒ d. une morale
- ☐ e. un fait avéré

39 – Un rite a plusieurs fonctions qu'il faut savoir reconnaître :

- ☒ a. il assure le lien entre l'individu et sa communauté
- ☒ b. il garantit l'inclusion de l'individu dans la société
- ☐ c. il assure les relations intrinsèques à l'individu lui-même
- ☐ d. il permet à l'individu de créer sa propre vision du monde
- ☒ e. il produit une forme d'identité, qu'elle soit individuelle ou collective

40 – Dans la relation soignant-soigné, la coopération est indispensable. Elle repose sur un certain nombre de conditions, parmi lesquelles :

- ☒ a. une participation protocolisée des acteurs
- ☐ b. la nomination d'un coordinateur par consensus
- ☐ c. une élaboration commune des modes de fonctionnement
- ☒ d. une confiance réciproque
- ☐ e. une division sociale du travail

41 – Des recommandations sur la bientraitance ont été diffusées depuis 2008 par l'Anesm. Il est reconnu que la bientraitance repose sur plusieurs principes dont :

- ☐ a. des adaptations possibles, mais minimes en cours de prise en charge
- ☒ b. la reconnaissance de la personne soignée en tant que sujet de soin
- ☒ c. une collaboration interprofessionnelle dans une démarche collective et individualisée
- ☒ d. une valorisation de l'expression de la personne soignée
- ☒ e. une réflexivité et des analyses professionnelles

42 – L'attitude des individus est essentielle à la relation soignant-soigné. L'attitude individuelle est composée de plusieurs dimensions :

- ☐ a. sociale
- ☒ b. cognitive
- ☒ c. affective
- ☒ d. conative
- ☐ e. psychologique

43 – Dans la relation soignant-soigné, le conflit est souvent perçu négativement. Les principales sources de conflit peuvent être :

- ☒ a. intrapersonnelles
- ☐ b. sociales
- ☐ c. individuelles
- ☒ d. interpersonnelles
- ☒ e. organisationnelles

44 – L'Observatoire national des violences en milieu hospitalier relève les faits signalés par les professionnels de santé. Depuis 10 ans, il a identifié plusieurs typologies de violences :

- ☐ a. les violences émotionnelles
- ☒ b. les violences physiques

- [ ] c. les violences morales
- [x] d. les violences psychologiques
- [x] e. les violences verbales

45 – En dynamique sociale, un acteur est celui qui :

- [x] a. est membre d'un groupe
- [ ] b. est auteur des enjeux sociétaux
- [x] c. est acteur de son rôle social
- [ ] d. est déterminé par sa place dans la société
- [x] e. est auteur de ses décisions individuelles et pèse sur le collectif

46 – La maltraitance, telle que définie par l'Union européenne, est considérée sous plusieurs aspects parmi lesquels :

- [x] a. la négligence
- [x] b. l'absence
- [ ] c. l'assistance
- [x] d. l'abus
- [ ] e. le volontariat

47 – Selon la législation et les règles de bonne pratique, la bientraitance est à la fois :

- [ ] a. une démarche préventive
- [x] b. une démarche curative
- [ ] c. une démarche dynamique
- [x] d. une démarche positive
- [ ] e. une mémoire du risque

48 – Une croyance crée de l'adhésion individuelle et collective. Parmi les croyances les plus courantes, on connaît :

- [x] a. le naturalisme
- [x] b. la religion
- [x] c. le catastrophisme
- [ ] d. la santé
- [ ] e. la théorie du complot

49 – L'anthropologie cherche à comprendre les interactions humaines. Elle repose sur plusieurs socles théoriques parmi lesquels :

- [ ] a. la santé
- [x] b. l'organisation sociale
- [x] c. la religion
- [ ] d. la morphologie
- [ ] e. les règles de justice

50 – L'anthropologie médicale est appelée :

- [ ] a. médico-anthropologie
- [ ] b. ethno-anthropologie
- [ ] c. patholanthropologie
- [ ] d. ethnomédecine
- [x] e. physio-anthropologie

Réponses aux QCM

16 – a. – b. – d. – e.

17 – d. – e. Les 3 premiers auteurs proposés sont psychologue (Piaget), psychanalyste (Freud) et sociologue (Simmel). Ce dernier a travaillé sur la vie en société. Ces auteurs ne sont donc pas utiles au champ de la sociologie qui nous intéresse ici.

18 – a. – c. – e. Ce n'est pas le réinvestissement d'un capital accumulé, c'est à l'inverse l'accumulation qui est recherchée.

19 – a. – b. – e.

20 – b. – c. – d. – e.

21 – a. – d.

22 – a. – d. – e.

23 – a. – b.

24 – b. – d. – e.

25 – a. – b. – c. – e.

26 – a. – c.

27 – a. – b. – c. – e.

28 – b. – c. – e. Pour Lawin, un groupe est dynamique et compose « un tout ». L'individu en lui-même s'efface face au groupe, mais chacun participe à sa dynamique, qui est par essence instable.

29 – a. – c. – e.

30 – a. – b. – c. – d. – e.

31 – b. – c. – d.

32 – b. – c. – d. – e.

33 – a. – b. – c.

34 – a. – b. – c.

35 – a. – c. La culture est universelle à un groupe social. Les dimensions individuelles n'ont donc pas leur place dans ce concept.

36 – a. – b. – c. – e.

37 – c. – e.

38 – a. – b. – c.

39 – a. – c. – e.

40 – c. – d.

41 – b. – c. – d. – e.

42 – b. – c. – d.

43 – a. – d. – e.

44 – b. – c. – d. – e.

45 – b. – e.

46 – a. – d.

47 – d. – e.

48 – c. – e.

49 – b. – c. – e. L'anthropologie s'intéresse aux interactions entre individus. La santé et la morphologie ne sont donc pas dans le champ d'étude qui nous intéresse ici.

50 – d.

Entraînez-vous avec des QROC

51 – En sociologie, les notions de pouvoir et d'autorité sont imbriquées. Elles ont fait l'objet d'études de plusieurs auteurs d'importance, chacun ayant apporté un éclairage qui lui est propre. En citant au moins 2 sociologues, éclairez leur apport dans l'interaction des notions de pouvoir et d'autorité.

....

....

....

....

....

....

....

....

....

52 – Au sein de la société, chaque individu a une place définissant son appartenance à ce groupe social ou un autre. Expliquez la notion de groupe d'appartenance.

....

....

....

....

....

....

....

....

■ **53 – Expliquez en quoi l'anthropologie est utile dans les métiers du soin.**

....

....

....

....

....

....

....

Réponses aux QROC

■ **51**

Les premières réflexions sur le sujet ont été faites par Alexis de Tocqueville (1840) qui a questionné les notions de démocratie et de libertés individuelles.

Max Weber (1920) éclaire la notion de pouvoir en fonction du type d'autorité exercée : pourquoi les individus d'une même société suivent-ils tel leader plutôt que tel autre ? Il a donc différencié l'autorité (capacité à faire observer volontairement les ordres) du pouvoir (aptitude à forcer l'obéissance). Selon lui, c'est la forme de l'autorité qui donne le pouvoir, en fonction de la capacité du leader à se faire obéir, à user des formes de légitimité et ceci principalement en fonction du charisme qu'il dégage.

Depuis, Robert Dahl (1971) a renforcé l'idée du pouvoir d'un individu sur un autre par le fait que le leader va réussir à faire faire à des individus ce qu'ils n'auraient jamais fait de leur propre chef. Le pouvoir est donc la capacité à influencer durablement le comportement d'autrui. Ce qui questionne les formes de relations sociales au sein d'un groupe et les interactions qui la composent.

52

La notion de groupe comprend plusieurs concepts. Un groupe est composé d'individus qui interagissent, se reconnaissent entre eux par leurs comportements collectifs, mais aussi par l'application de règles individuelles.

Un groupe social est donc l'union de personnes qui ont les mêmes critères d'appartenance, évolutifs : valeurs, statut, âge, métier, croyances religieuses, etc. L'entrée dans le groupe peut se fait via un rite ou par cooptation. Une fois dans le groupe, chaque membre en adopte les codes comportementaux et relationnels. Un même individu peut faire partie de plusieurs groupes d'appartenance et signe ainsi sa place dans la société. C'est également un moyen de stratification sociale et de diversité.

53

L'anthropologie est la science qui étudie l'homme et les phénomènes sociaux qui s'y rapportent. Elle recherche des explications au fonctionnement des individus, au sein d'une société. Les grands auteurs sont Lévi-Strauss, Mauss ou encore Malinowski.

L'anthropologie propose des approches culturelles, en particulier par les connaissances, des croyances, mythes, rites et des modes de vie. Elle étudie également les caractéristiques morphologiques et biologiques des individus formant une même société. Enfin, dans sa branche médicale (ethnomédecine), elle cherche à comprendre les représentations liées à la santé, la maladie, la douleur, la souffrance, etc. À l'aide de données dans les domaines de la religion, de la culture, de l'histoire, par exemple, elle apporte des éléments explicatifs aux comportements des individus face à la maladie et aux soins.

La connaissance de l'anthropologie apporte au soignant des éléments de compréhension du comportement de la personne soignée et peut lui permettre d'adapter sa prise en soins et le relationnel qui en découle.

Entraînez-vous avec des analyses de situation

■ 54 – Dans le texte ci-dessous, identifiez les concepts qui pourraient être expliqués par une réflexion sociologique

L'art et la manière de clamer ses exploits

« Vous venez de gagner une petite somme au Loto. Que faites-vous ? Vous vous précipitez pour raconter la bonne nouvelle à vos proches, vous vous en vantez devant vos collègues, vous la publiez sur les réseaux sociaux ou vous savourez votre victoire en toute discrétion ? Mille et une façons d'annoncer une bonne nouvelle qui en disent long sur vous, selon des psychologues américains. [...] Selon eux, partager une bonne nouvelle avec ses proches permettrait d'accroître son bénéfice en accentuant la joie ressentie et en améliorant les relations avec ses proches. Mais certains étudiants indiquent tout de même leur envie de clamer haut et fort leur prouesse auprès de leur entourage, peu importe si cela peut blesser. Ceci risquerait d'endommager ses relations disent les chercheurs. Sans surprise, ce type de réaction était observé chez des personnalités évaluées comme moins consciencieuses, moins empathiques et plus narcissiques. Dans l'étude, les étudiants masculins étaient plus prompts à faire les fanfarons, tandis que les femmes partageaient plus volontiers leur bonheur avec leurs proches ou sur les réseaux sociaux. Selon les chercheurs, pour réellement tirer profit d'une bonne affaire, il faut savoir la partager. Sinon, celle-ci pourrait perdre de sa saveur... »

Marc Olano, Sciences humaines n° 293, juin 2017, page 11.

....

....

....

....

....

....

....

55 – Dans le texte ci-dessous, repérez les grandes idées utilisées et analysez l'article avec une approche sociologique

***Vivre avec les catastrophes*, livre de Yann Moreau (2017)**

« Par définition, ou presque, les catastrophes naturelles qui emportent des vies, détruisent des territoires, abîment le monde sont des événements imprévisibles. Figure funeste par excellence, la catastrophe est toujours suivie d'un moment de sidération, puis d'efforts d'élucidation pour en comprendre les causes et les conséquences suivies, très souvent, de controverses multiples.

Partant de ce cadre général, l'auteur entre dans le vif de cas exemplaires (le séisme d'Edo en 1855, l'éruption volcanique d'Ambrym en 1892, l'éruption de l'Etna en 1991, le glissement de terrain de Vargas en 1999) pour examiner une thèse forte : même si ce qui est arrivé était impossible à envisager, la seule manière de panser les plaies consiste, collectivement, à construire un sens à la catastrophe. À défaut, il est impossible d'accepter l'inacceptable et de se projeter ensemble vers l'avenir.

Signé par un physicien devenu anthropologue, spécialiste des modes d'existence en situation extrême, l'ouvrage renouvelle le genre. Il propose d'abord de restituer chaque catastrophe étudiée dans sa texture géographique, historique et sociale singulière. Il forge ensuite une nouvelle grammaire des risques, en insistant en particulier sur l'importance des “remédiations collectives” (mise en place en place d'espaces de discussion et de disputes, recherches communes d'explications à l'aide de modèles variés…) à défaut desquelles il serait impossible d'apprendre à vivre avec et après les catastrophes. »

Clément Lefranc, Sciences humaines n° 294, juillet 2017, page 61.

....

....

....

....

....

....

....

....

Réponses aux cas cliniques

54

Trois concepts peuvent être identifiés :

- psychologie de l'individu, en particulier concernant les notions de lien social, filiation, attachement, socialisation, identité sociale, etc. ;
- la notion de groupe d'appartenance, de groupe social et de cellule familiale ;
- le statut d'une personne dans un groupe social.

55

Deux grandes idées peuvent être identifiées :

- l'imprévisibilité de certains événements qui doivent être replacés et vus en tant que vision sociale ;
- l'importance du collectif qui doit être considéré comme une ressource incontournable.

Le propos essentiel de cet article concerne le fonctionnement des groupes sociaux et/ou sociétaux dans lesquels les relations vont créer des dynamiques.

Comme Cooley l'a montré, le groupe primaire se regroupe autour d'affinités, le groupe secondaire autour d'utilité.

Développer le sentiment d'appartenance et faire vivre une dynamique propre au groupe et à son action collective est essentiel dans une société. En particulier concernant le développement d'une résilience collective.

C'est ce que vivent actuellement un certain nombre de pays et leur population dans un contexte d'attentats.

CHAPITRE

3 UE 1.2 – Santé publique et économie de la santé

OBJECTIFS/CONTENU DE L'UE

Objectifs de l'unité d'enseignement[1]

- Identifier l'organisation de la politique de santé et l'offre de soins
- Définir les grands principes de l'économie de la santé en France et dans le monde
- S'approprier les concepts en santé publique et en santé communautaire

Éléments de contenu

- **Santé publique** :
  - Les concepts en santé publique et santé communautaire : prévention, promotion de la santé, indicateurs, déterminants, etc.
  - La santé dans le monde : organismes internationaux, problèmes prioritaires, chartes, etc. L'organisation de la politique de santé publique en France : structures, planification nationale (plan national de santé publique [PNSP]), régionale (plan régional de santé publique [PRSP]), actions prioritaires, etc.
  - L'organisation de l'offre publique et privée et des systèmes de soins (établissements de santé, établissements médico-sociaux, réseaux, médecine de ville, permanence des soins, professionnels de santé, etc.)
  - L'organisation de la veille sanitaire (agences, services de l'État, etc.)
  - Les filières de soins : accès, proximité, suivi et continuité, prévention primaire secondaire et tertiaire
  - Les réseaux de soins : intervention dans la cité, liens avec les partenaires et intervenants sociaux (enseignants, éducateurs, justice), mutualisation de moyens avec le médico-social
- **Épidémiologie** : répartition, fréquence, gravité des états pathologiques
- **Économie de la santé** :
  - Le budget de la santé, la consommation, les dépenses nationales, la maîtrise des coûts, etc.
  - Le rôle de l'État, des citoyens, du marché
  - Le financement de la santé dans un contexte de mondialisation

1. Auteur référent : Magali Neveur.

TESTEZ-VOUS

Testez vos connaissances

56 – Indiquez la bonne réponse. En 1946, l'Organisation mondiale de la santé (OMS) définit la santé comme :

- ☐ a. un état de complet bien-être physique, qui ne consiste pas seulement en l'absence de maladie ou d'infirmité
- ☐ b. un état de complet bien-être mental qui consiste seulement en l'absence de maladie
- ☐ c. l'absence de maladie ou d'infirmité
- ☒ d. un état de complet bien-être physique, mental et social, et qui ne consiste pas seulement en l'absence de maladie ou d'infirmité
- ☐ e. un état de complet bien-être social, sans oublier l'absence de maladie ou d'infirmité

57 – Indiquez la bonne réponse. La prévention secondaire :

- ☐ a. diminue les conséquences de la maladie ou retarde l'apparition de complications, favorise la réinsertion sociale et professionnelle, diminue la prévalence des incapacités et des récidives
- ☐ b. est l'ensemble des mesures visant à éviter ou à réduire le nombre et la gravité des maladies ou des accidents
- ☐ c. tente de prévenir les souffrances physiques ou morales et accompagne le processus de la mort
- ☐ d. empêche l'apparition d'une maladie, protège la population des nuisances extérieures, favorise des comportements individuels favorables à la santé et évite l'accumulation de comportements à risque
- ☒ e. réduit la durée d'évolution de la maladie et cherche, en présence de facteurs de risque, à retarder l'apparition de la maladie

58 – Indiquez les bonnes réponses. Le système de santé français a pour objectifs de :

- ☐ a. réaliser des économies pour diminuer le budget alloué à la santé
- ☒ b. promouvoir, prévenir l'apparition des facteurs de risques ou de maladies
- ☒ c. guérir les souffrances
- ☒ d. soulager les souffrances
- ☒ e. réduire les conséquences fonctionnelles et sociales des maladies

59 – Indiquez les bonnes réponses. Cochez les facteurs à l'origine de la propagation des maladies infectieuses à l'échelle mondiale au cours du siècle dernier :

- ☒ a. l'augmentation du trafic aérien
- ☒ b. la résistance aux antibiotiques
- ☐ c. l'émergence de nouvelles maladies

- ☐ d. les mesures d'isolement : séparation des personnes malades des personnes saines
- ☐ e. l'élévation du niveau de vie

60 – Indiquez les bonnes réponses. Le financement du système de santé :

- ☐ a. est en lien avec le dispositif de protection sociale
- ☐ b. est voté annuellement en France par le Parlement
- ☐ c. est voté annuellement en France par le Sénat
- ☐ d. associe le ministère de la Santé et de la Protection sociale, les agences sanitaires et les ARS lors de la proposition de loi faite au parlement
- ☐ e. représentait, en 2012, un peu + de 12 % du PIB

61 – Indiquez les bonnes réponses. Parmi les administrations centrales du ministère de la Santé, on retrouve :

- ☐ a. la Direction générale de l'offre de soins (DGOS)
- ☐ b. la Haute autorité de santé (HAS)
- ☐ c. la Direction générale de la santé (DGS)
- ☐ d. la Direction générale de l'action sociale (DGAS)
- ☐ e. l'Inspection générale des affaires sociales (IGAS)

62 – Indiquez les bonnes réponses. Comment se caractérise le phénomène de renoncement au soin ?

- ☐ a. il s'agit d'un phénomène identifié seulement au début du parcours de soins
- ☐ b. son emploi demande une compréhension de la notion de besoin de soin et de besoin de soin légitime
- ☐ c. son emploi demande une distinction de la demande primaire de l'individu (consulter un professionnel de santé) et de la réponse faite par le dispositif de soins à cette demande
- ☐ d. l'individu fait face à un environnement de contraintes, le plus souvent budgétaires, qui ne lui permet pas d'accéder au soin désiré
- ☐ e. l'individu refuse des soins spécifiques, traduisant la perception d'une inutilité des soins

63 – Indiquez la bonne réponse. Quelles sont les caractéristiques des professions de santé ?

- ☐ a. elles sont référencées au niveau de l'ARS
- ☐ b. elles sont référencées dans le Code de la santé publique (CSP)
- ☐ c. elles sont référencées dans le répertoire Adeli
- ☐ d. elles sont référencées au niveau de la Direction régionale de la jeunesse, des sports et de la cohésion sociale (DRJSCS)
- ☐ e. elles sont référencées par la Haute autorité de santé (HAS)

64 – Indiquez les bonnes réponses. Quelles sont les agences sanitaires en charge de la veille sanitaire du système de santé français ?

- ☐ a. la Direction de la recherche, des études, de l'évaluation et des statistiques (DREES)
- ☐ b. l'Observatoire national démographique des professions de santé (ONDPS)

- [x] c. la Santé Publique France
- [ ] d. le Haut conseil de santé publique (HCSP)
- [x] e. l'Agence nationale de sécurité du médicament et des produits de santé (ANSM)

65 – Indiquez les bonnes réponses. Depuis les Ordonnances du 24 avril 1996 :

- [x] a. les budgets sont régionalisés afin de favoriser la complémentarité de l'offre de soins entre public et privé
- [x] b. un nouveau système de financement est instauré en fixant des objectifs de dépenses en fonction des prévisions de recettes (maîtrise médicalisée des dépenses de soins)
- [ ] c. un nouveau système de financement est instauré en fixant les recettes qu'un établissement de santé a l'obligation d'atteindre sur l'année à venir
- [x] d. les coûts sont régulés annuellement par la Loi de financement de la Sécurité sociale (LFSS) et l'Objectif national de dépenses de l'Assurance maladie (ONDAM)
- [ ] e. les établissements soins sont évalués chaque année

66 – Indiquez les bonnes réponses. Une filière de soin :

- [x] a. est une organisation des différentes phases de prise en charge d'un problème de santé
- [x] b. a pour pivot le médecin traitant
- [x] c. se coordonne grâce notamment aux courriers adressés entre professionnels ou comptes rendus
- [ ] d. englobe strictement la dimension curative du soin
- [ ] e. est caractérisée par l'intervention du seul médecin traitant

67 – Indiquez les bonnes réponses. Quels sont les objectifs d'un réseau de santé ?

- [ ] a. être un frein à la maîtrise comptable instaurée avec la dotation globale en 1983
- [ ] b. rassembler les professionnels libéraux autour de la prise en charge des patients
- [x] c. promouvoir l'interdisciplinarité des prises en charge sanitaires
- [x] d. favoriser la coordination des prises en charge sanitaires
- [x] e. favoriser l'accès aux soins

68 – Indiquez la bonne réponse. En épidémiologie, la prévalence est le nombre de :

- [ ] a. décès recensés dans la population totale moyenne de l'année
- [ ] b. nouveaux cas de maladies enregistrés pour une population déterminée
- [ ] c. décès recensés dans la population totale moyenne de l'année
- [x] d. cas de maladies enregistrés pour une population déterminée et englobant aussi bien les nouveaux cas que les anciens cas
- [ ] e. naissances recensées dans la population totale moyenne de l'année

■ 69 – Indiquez la bonne réponse. En épidémiologie, l'espérance de vie à la naissance est :

☐ a. le nombre de naissances recensées dans l'année
☐ b. le nombre d'années restant à vivre dans les conditions de mortalité par âge de l'année de naissance
☐ c. le nombre d'années restant à vivre pour toutes les personnes, quels que soient leur âge et leur année de naissance
☐ d. l'âge moyen d'une population
☐ e. le temps pendant lequel la population est certaine de ne pas décéder au moment de la parution des chiffres

■ 70 – Indiquez les bonnes réponses. Le ticket modérateur est :

☐ a. la part prise en charge par la mutuelle
☐ b. la part payée par le patient s'il ne possède pas d'assurance privée
☐ c. la part prise en charge par l'Assurance maladie
☐ d. gratuite si le patient est assuré social
☐ e. l'autre nom donné aux mutuelles

■ 71 – Indiquez les bonnes réponses. La Consommation de soins et de biens médicaux (CSBM) comprend :

☐ a. les soins hospitaliers du secteur privé exclusivement
☐ b. les soins de ville
☐ c. les transports de malades
☐ d. les médicaments délivrés par les pharmacies à usage intérieur (PUI) des hôpitaux
☐ e. les soins exclusivement délivrés par des médecins spécialistes

■ 72 – Indiquez les bonnes réponses. Quels sont les différents modèles de protection sociale présents en Europe ?

☐ a. le modèle bismarckien
☐ b. le modèle capitaliste
☐ c. le modèle mixte
☐ d. le modèle beveridgien
☐ e. le modèle français

■ 73 – Indiquez les bonnes réponses. Comment sont financées les dépenses de santé en France ?

☐ a. par la Sécurité sociale à hauteur de 75 %
☐ b. par les ménages à hauteur de 10 %
☐ c. par les complémentaires santé à hauteur de 15 %
☐ d. par la sécurité sociale à hauteur de 10 %
☐ e. par les complémentaires santé à hauteur de 75 %

■ 74 – Indiquez les bonnes réponses. En matière de politique de santé publique, le Parlement (pouvoir législatif) propose et vote :

☐ a. le Projet de loi de financement de la Sécurité sociale (PLFSS)
☐ b. les commissions d'enquête parlementaires

- ☐ c. les programmes nationaux de santé publique
- ☐ d. le numerus clausus et les quotas d'admission en formation des professionnels de santé
- ☒ e. l'Objectif national des dépenses de l'Assurance maladie (ONDAM)

75 – Indiquez les bonnes réponses. En économie de la santé, le marché :

- ☒ a. désigne un lieu de rencontre entre l'offre et la demande d'un produit
- ☒ b. permet de fixer le prix d'un produit
- ☐ c. permet que l'offre émane des acheteurs
- ☐ d. permet que la demande émane des producteurs
- ☒ e. permet, à l'équilibre, que l'offre rencontre la demande

Bilan du test

Le barème :

- toutes les réponses à une question sont conformes : 1 point ;
- 1 réponse est non conforme : 0,5 point ;
- 2 réponses sont non conformes : 0,3 point ;
- 3 réponses ou plus sont non conformes : 0 point.

Questions	Réponses	Points obtenus
56	d.	1
57	e.	1
58	b. – c. – d. – e.	0,5
59	a. – b. – c.	0,5
60	a. – b. – d. – e.	0,3
61	a. – c. – d.	0,3
62	b. – c. – d. – e.	0,3
63	b.	0,5
64	c. – e.	0,5
65	a. – b. – d.	0,5
66	a. – b. – c.	1
67	c. – d. – e.	1
68	d.	1
69	b.	1
70	a. – b.	0
71	b. – c. – d.	0,5
72	a. – c. – d.	1
73	a. – b. – c.	1
74	a. – e.	1
75	a. – b. – e.	0,5
TOTAL		

Vous avez moins de 7/20 : l'essentiel n'est pas maîtrisé. Révisez vos cours avant de commencer l'entraînement.

Vous avez entre 7 et 10/20 : il faut poursuivre vos efforts. Vous avez déjà acquis certaines notions, mais celles-ci doivent être renforcées. Révisez les thèmes sur lesquels vous avez perdu des points avant de commencer l'entraînement.

Vous avez entre 11 et 15/20 : consolidez vos acquis. Vous êtes presque prêt ; poursuivez vos efforts en vous entraînant.

Vous avez plus de 15/20 : bravo ! Continuez à vous entraîner pour être au top le jour J !

ENTRAÎNEZ-VOUS

Entraînez-vous avec des QCM

Consignes : une ou plusieurs bonnes réponses sont attendues pour l'ensemble des questions.

76 – La loi de modernisation de notre système de santé du 26 janvier 2016 donne pour objectifs aux ARS de :

- ☐ a. développer l'éducation thérapeutique du patient
- ☐ b. renforcer les dispositifs d'alerte sanitaire existant
- ☐ c. réformer le Projet régional de santé
- ☐ d. faire bénéficier chaque région d'un projet territorial de santé mentale basé sur un diagnostic territorial partagé
- ☐ e. favoriser l'installation des professionnels de santé ou des centres de santé en fonction des zones d'exercice

77 – Les soins de santé primaire sont devenus un concept central pour l'Organisation mondiale de la santé (OMS) après la déclaration d'Alma-Ata en 1978 – Ils reposent sur :

- ☐ a. une approche traditionnelle du système de soins de santé
- ☐ b. la prévention et la proximité
- ☐ c. une organisation des services de santé centrée sur les besoins des professionnels
- ☐ d. une priorité des soins donnée en fonction du sexe et de l'âge
- ☐ e. une priorité des soins donnée selon les contextes économique et politique

78 – En 1986, la Charte d'Ottawa définit la promotion de la santé comme :

- ☐ a. la mise en œuvre d'actions curatives pour la santé des personnes qui fréquentent l'hôpital ou vivent à proximité
- ☐ b. la participation effective et concrète du personnel aux décisions qui concernent la santé des patients
- ☐ c. le processus qui confère aux soignants les moyens d'assurer un plus grand contrôle sur la santé des populations
- ☐ d. une logique de santé axée sur la lutte contre les maladies et non sur la qualité de vie des patients
- ☐ e. le processus qui confère aux populations les moyens d'assurer un plus grand contrôle sur leur propre santé, et d'améliorer celle-ci

79 – La santé publique agit sur les problèmes menaçant la santé et la sécurité sanitaire par :

- ☐ a. le développement des mesures de surveillance, de protection, d'organisation et d'évaluation des systèmes de santé
- ☐ b. la définition de valeurs morales
- ☐ c. une détection précoce des maladies
- ☐ d. une diminution des facteurs de risque des maladies par des moyens éducatifs
- ☐ e. la promotion de la santé

80 – La santé publique agit sur la prévention des maladies par :

- ☐ a. le développement des mesures de surveillance, de protection, d'organisation et d'évaluation des systèmes de santé
- ☐ b. la définition de valeurs morales
- ☐ c. une détection précoce des maladies
- ☐ d. une diminution des facteurs de risque des maladies par des moyens éducatifs
- ☐ e. la promotion de la santé

81 – La santé publique permet aux groupes et individus d'acquérir une meilleure maîtrise de leur santé par :

- ☐ a. l'éducation à la santé
- ☐ b. l'éducation thérapeutique
- ☐ c. la prévention primaire
- ☐ d. la prévention secondaire
- ☐ e. la promotion de la santé

82 – Selon la charte d'Ottawa, la promotion de la santé est un processus global qui comprend :

- ☐ a. des actions visant à renforcer les aptitudes et les capacités des individus
- ☐ b. des mesures visant à changer la situation sociale, environnementale et économique
- ☐ c. des options politiques fondées sur des données probantes (significatives, fondées sur des études)
- ☐ d. des mesures d'isolement : séparation des personnes malades des personnes saines
- ☐ e. des décisions pour répondre aux besoins les plus urgents

83 – Les soins de santé primaires sont :

- ☐ a. des mesures d'isolement : séparation des personnes malades des personnes saines
- ☐ b. fondés sur des méthodes et des techniques scientifiquement valables et socialement acceptables
- ☐ c. impossibles à assumer par la communauté et le pays du fait de leur coût trop élevé

- ☐ d. des actions visant à renforcer les aptitudes et les capacités des individus
- ☐ e. universellement accessibles à tous

84 – La vaccination :

- ☐ a. est obligatoire pour la rubéole, les oreillons et la rougeole
- ☐ b. relève de la prévention primaire
- ☐ c. relève de la prévention secondaire
- ☐ d. relève de la prévention tertiaire
- ☐ e. relève de la prévention quaternaire

85 – Le dépistage :

- ☐ a. est obligatoire pour le cancer colorectal
- ☐ b. relève de la prévention primaire
- ☐ c. relève de la prévention secondaire
- ☐ d. relève de la prévention tertiaire
- ☐ e. relève de la prévention quaternaire

86 – La rééducation fonctionnelle ou les mesures de réinsertion :

- ☐ a. relèvent de la promotion de la santé
- ☐ b. relèvent de la prévention primaire
- ☐ c. relèvent de la prévention secondaire
- ☐ d. relèvent de la prévention tertiaire
- ☐ e. relèvent de la prévention quaternaire

87 – La prévention primaire :

- ☐ a. diminue les conséquences de la maladie ou retarde l'apparition de complications, favorise la réinsertion sociale et professionnelle, diminue la prévalence des incapacités et des récidives
- ☐ b. est l'ensemble des mesures visant à éviter ou à réduire le nombre et la gravité des maladies ou des accidents
- ☐ c. tente de prévenir les souffrances physiques ou morales et accompagne le processus de la mort
- ☐ d. empêche l'apparition d'une maladie, protège la population des nuisances extérieures, favorise des comportements individuels favorables à la santé et évite l'accumulation de comportements à risque
- ☐ e. réduit la durée d'évolution de la maladie et cherche, en présence de facteurs de risque, à retarder l'apparition de la maladie

88 – La prévention tertiaire :

- ☐ a. diminue les conséquences de la maladie ou retarde l'apparition de complications, favorise la réinsertion sociale et professionnelle, diminue la prévalence des incapacités et des récidives
- ☐ b. est l'ensemble des mesures visant à éviter ou à réduire le nombre et la gravité des maladies ou des accidents
- ☐ c. tente de prévenir les souffrances physiques ou morales et accompagne le processus de la mort

☐ d. empêche l'apparition d'une maladie, protège la population des nuisances extérieures, favorise des comportements individuels favorables à la santé et évite l'accumulation de comportements à risque

☐ e. réduit la durée d'évolution de la maladie et cherche, en présence de facteurs de risque, à retarder l'apparition de la maladie

89 – L'Organisation mondiale de la santé (OMS) est :

☐ a. une conférence internationale du système des Nations unies spécialisée dans la santé

☐ b. une institution internationale du système des Nations unies spécialisée dans la santé

☐ c. un programme international du système des Nations unies spécialisé dans la santé

☐ d. une commission internationale du système des Nations unies spécialisée dans la santé

☐ e. un fonds monétaire international du système des Nations unies spécialisé dans la santé

90 – Les missions de l'Organisation mondiale de la santé (OMS) sont de :

☐ a. diriger l'action sanitaire mondiale

☐ b. définir les programmes de recherche en santé

☐ c. fixer des normes et des critères

☐ d. présenter des options politiques fondées sur des données probantes (significatives, fondées sur des études)

☐ e. fournir un soutien technique au pays et de suivre et d'apprécier les tendances en matière de santé publique

91 – Depuis la loi du 9 août 2004 relative à la politique de santé publique :

☐ a. les établissements de santé sont évalués tous les 5 ans

☐ b. les droits des usagers au sein des établissements sont reconnus

☐ c. la responsabilité de l'État en matière de santé publique est affirmée

☐ d. des objectifs pour les 5 ans sont inscrits dans la loi

☐ e. des plans régionaux de santé publique sont déclinés à l'échelle nationale

92 – Les deux organisations internationales publiques chargées de la santé dans le monde sont :

☐ a. l'Organisation des Nations unies (ONU)

☐ b. l'Organisation mondiale de la santé (OMS)

☐ c. le Fonds des Nations unies pour l'enfance (Unicef)

☐ d. Médecins sans frontières (MSF)

☐ e. Médecins du monde (MDM)

93 – Les problèmes de santé prioritaires dans l'hémisphère sud sont :

☐ a. les maladies périnatales et nutritionnelles : maladies diarrhéiques, carences nutritionnelles

☐ b. les traumatismes et les infections neuropsychiatriques

☐ c. les accidents cardiovasculaires et les troubles liés à l'alcool

☐ d. les cancers du poumon, du sein, du côlon et de l'estomac
☐ e. les maladies infectieuses, parasitaires : syndrome d'immunodéficience acquise (sida), tuberculose, rougeole, paludisme

■ 94 – Les problèmes de santé prioritaires dans l'hémisphère nord sont :
☐ a. les maladies périnatales et nutritionnelles : maladies diarrhéiques, carences nutritionnelles
☐ b. les traumatismes et les infections neuropsychiatriques
☐ c. les accidents cardiovasculaires et les troubles liés à l'alcool
☐ d. les cancers du poumon, du sein, du côlon et de l'estomac
☐ e. les maladies infectieuses, parasitaires : syndrome d'immunodéficience acquise (sida), tuberculose, rougeole, paludisme

■ 95 – Quelle est la seule maladie infectieuse qui a été éradiquée grâce à une campagne de vaccination de 10 ans menée par l'Organisation mondiale de la santé (OMS) ?
☐ a. la tuberculose
☐ b. la poliomyélite
☐ c. le choléra
☐ d. la variole
☐ e. le Syndrome d'immunodéficience acquise (Sida)

■ 96 – Cochez le ou les facteurs à l'origine de la propagation des maladies infectieuses à l'échelle mondiale au cours du siècle dernier :
☐ a. l'augmentation du trafic aérien
☐ b. la résistance aux antibiotiques
☐ c. l'émergence de nouvelles maladies
☐ d. les mesures d'isolement : séparation des personnes malades des personnes saines
☐ e. l'élévation du niveau de vie

■ 97 – Un système de santé est défini par :
☐ a. une régulation entre la consommation et la production des soins
☐ b. une régulation entre la production et le financement des soins
☐ c. une régulation entre le financement et la consommation de soins
☐ d. la présence de ressources humaines, matérielles et financières
☐ e. l'absence d'interactions entre les ressources, les usages et les budgets de la santé

■ 98 – Indiquez les mesures qui ont accompagné le développement du système de santé français :
☐ a. l'interdiction de fumer dans les lieux publics
☐ b. le port obligatoire de la ceinture de sécurité
☐ c. l'indication du nombre de calories contenues dans les aliments de vente à emporter
☐ d. le maillage du territoire par un réseau hospitalier dense
☐ e. l'expansion de la médecine de ville

■ 99 – En 2003, l'Organisation mondiale de la santé (OMS) a adopté à l'unanimité le premier traité de santé publique qui vise à réduire partout dans le monde la mortalité et la morbidité dues :

☐ a. à la poliomyélite
☐ b. au paludisme
☐ c. à la tuberculose
☐ d. à la variole
☐ e. au tabagisme

■ 100 – La Constitution de l'Organisation mondiale de la santé (OMS) est entrée en vigueur :

☐ a. le 24 octobre 1945
☐ b. le 7 avril 1948
☐ c. le 21 novembre 1986
☐ d. le 12 septembre 1978
☐ e. le 11 août 2005

■ 101 – Le Règlement sanitaire international a été établi en 1969 afin :

☐ a. d'endiguer la propagation de maladies par des mesures de contrôle aux frontières internationales
☐ b. de contrôler les maladies aux frontières
☐ c. d'évaluer la capacité des pays membres en matière de surveillance et d'action
☐ d. d'étendre les limitations apportées aux déplacements et aux échanges commerciaux internationaux en évitant la propagation des maladies
☐ e. de notifier à l'Organisation mondiale de la santé (OMS) certaines flambées de maladies et certains événements de santé publique

■ 102 – Comment s'effectue le pilotage du système de santé français ?

☐ a. le pilotage s'effectue uniquement par l'État
☐ b. le pilotage s'effectue uniquement par l'Assurance maladie
☐ c. le pilotage est mixte entre l'État et l'Assurance maladie
☐ d. la régulation se fait au niveau national et régional
☐ e. la régulation se fait au niveau national

■ 103 – Quelles sont les responsabilités de l'État stipulées dans la loi d'orientation « relative à la politique de santé publique » promulguée le 9 août 2004 ?

☐ a. la connaissance de l'état de santé de la population et des principaux facteurs qui peuvent l'influencer
☐ b. la lutte contre ce qui menace la santé des populations
☐ c. la prévention des maladies
☐ d. l'amélioration de la santé des populations
☐ e. la dotation de moyens financiers

■ 104 – Cochez les structures d'expertise, de coordination et de concertation autour desquelles s'organise la santé publique à l'échelon national en France

☐ a. le ministère de la Santé
☐ b. le Haut comité de santé publique (HCSP)

- ☐ c. la Conférence nationale de santé (CNS)
- ☐ d. l'Institut national de prévention et d'éducation pour la santé (Inpes)
- ☐ e. l'Agence nationale de sécurité du médicament et des produits de santé (ANSM)

105 – Quelle est la structure pilote qui définit les objectifs de santé publique à l'échelon national en France ?

- ☐ a. le ministère de la Santé
- ☐ b. le Haut comité de santé publique (HCSP)
- ☐ c. la Conférence nationale de santé (CNS)
- ☐ d. l'Institut national de prévention et d'éducation pour la santé (Inpes)
- ☐ e. l'Agence nationale de sécurité du médicament et des produits de santé (ANSM)

106 – Les structures chargées de la mise en œuvre de la santé publique à l'échelon national français sont :

- ☐ a. le ministère de la Santé
- ☐ b. le Haut comité de santé publique (HCSP)
- ☐ c. la Conférence nationale de santé (CNS)
- ☐ d. l'Institut national de prévention et d'éducation pour la santé (Inpes)
- ☐ e. l'Agence nationale de sécurité du médicament et des produits de santé (ANSM)

107 – La loi du 21 juillet 2009 portant réforme de l'hôpital et relative aux patients, à la santé et aux territoires (HPST) concerne :

- ☐ a. la modernisation des établissements de santé
- ☐ b. le renforcement des missions des établissements privés
- ☐ c. la favorisation de la mise en place de coopération à l'échelle des États
- ☐ d. la création des Agences régionales de l'hospitalisation (ARH)
- ☐ e. une organisation mieux ancrée dans les territoires et davantage décentralisée

108 – La loi du 9 août 2004 relative à la politique de santé publique définit des objectifs nationaux de santé publique tous les 5 ans. Pour atteindre ses objectifs :

- ☐ a. elle détermine des plans et des programmes nationaux de santé publique
- ☐ b. elle élabore une démarche que tous les acteurs de santé peuvent s'approprier
- ☐ c. elle concrétise le diagnostic régional partagé
- ☐ d. elle exige la transmission de données pertinentes de la part de tous les acteurs de santé
- ☐ e. elle établit l'organisation du partenariat des acteurs de santé à l'échelon régional

109 – Le système de santé :

- ☐ a. met en œuvre des actions de soins, de prévention et de recherche dans le domaine sanitaire
- ☐ b. produit des prestations de santé curative, préventive

- ☐ c. ne produit pas de prestations préventives
- ☐ d. produit des prestations de santé individuelle ou collective
- ☐ e. n'est pas concerné par la mise en œuvre d'actions de recherche

110 – L'unité d'intervention de la politique de santé publique en France est :

- ☐ a. la commune
- ☐ b. le canton
- ☐ c. le département
- ☐ d. l'interrégion
- ☐ e. la Région

111 – En matière de politique de santé publique, le ministère de la Santé (pouvoir exécutif) comprend :

- ☐ a. des administrations centrales
- ☐ b. le Comité consultatif national d'éthique (CCNE)
- ☐ c. un ministre
- ☐ d. un secrétaire d'État chargé de la santé
- ☐ e. le Comité national de santé publique (CNSP)

112 – Parmi les administrations centrales du ministère de la Santé, on retrouve :

- ☐ a. la Direction générale de l'offre de soins (DGOS)
- ☐ b. la Haute autorité de santé (HAS)
- ☐ c. la Direction générale de la santé (DGS)
- ☐ d. la Direction générale de l'action sociale (DGAS)
- ☐ e. l'Inspection générale des affaires sociales (IGAS)

113 – La Direction générale de l'offre de soins (DGOS) est chargée :

- ☐ a. de veiller au respect du droit des usagers et des salariés
- ☐ b. de la programmation de l'offre de soins et des investissements hospitaliers
- ☐ c. de la gestion des statuts et de la formation des personnels hospitaliers
- ☐ d. de l'organisation des établissements hospitaliers
- ☐ e. de contribuer à la qualité et à la sécurité du système de santé ainsi qu'à un égal accès à ce système

114 – La Direction générale de la santé (DGS) est chargée :

- ☐ a. d'améliorer l'état de santé général de la population et de diminuer la morbidité et la mortalité
- ☐ b. de veiller au respect du droit des usagers et des salariés
- ☐ c. de la gestion des statuts et de la formation des personnels hospitaliers
- ☐ d. de contribuer à la qualité et à la sécurité du système de santé ainsi qu'à un égal accès à ce système
- ☐ e. de protéger les personnes des menaces pesant sur leur santé, en assurant la gestion des risques sanitaires ainsi que celle des alertes et urgences sanitaires et la préparation aux menaces exceptionnelles

115 – La Direction générale de l'action sociale (DGAS) est chargée :

☐ a. de piloter la mise en œuvre des politiques d'action sociale
☐ b. de veiller au respect du droit des usagers et des salariés
☐ c. de la gestion des statuts et de la formation des personnels hospitaliers
☐ d. de contribuer à la qualité et à la sécurité du système de santé ainsi qu'à un égal accès à ce système
☐ e. de contrôler et d'évaluer les établissements de santé

116 – L'Inspection générale des affaires sociales (IGAS) est chargée :

☐ a. de piloter la mise en œuvre des politiques d'action sociale
☐ b. de veiller au respect du droit des usagers et des salariés
☐ c. de la gestion des statuts et de la formation des personnels hospitaliers
☐ d. de contribuer à la qualité et à la sécurité du système de santé ainsi qu'à un égal accès à ce système
☐ e. de contrôler et d'évaluer les établissements de santé dans les domaines de l'action, de la protection sociale et de la santé

117 – Parmi les agences sanitaires, on retrouve :

☐ a. la Haute autorité de santé (HAS)
☐ b. la Direction générale de l'action sociale (DGAS)
☐ c. l'Agence nationale de l'évaluation de la qualité des établissements sociaux et médico-sociaux (ANESM)
☐ d. l'Agence nationale de sécurité du médicament et des produits de santé (ANSM)
☐ e. l'Inspection générale des affaires sociales (IGAS)

118 – Les organes de conseil qui entourent le système de santé sont :

☐ a. le Comité national de santé publique (CNSP)
☐ b. le Haut conseil de santé publique (HCSP)
☐ c. la Conférence nationale de santé (CNS)
☐ d. le Comité consultatif national d'éthique (CCNE)
☐ e. le Haut conseil pour l'avenir de l'Assurance maladie (HCAAM)

119 – L'Agence régionale de santé (ARS) est :

☐ a. un pouvoir décentralisé de l'État
☐ b. un pouvoir déconcentré de la Région
☐ c. une agence sanitaire
☐ d. un pouvoir déconcentré de l'État
☐ e. un pouvoir décentralisé de la Région

120 – Les Agences régionales de santé ont été créées par :

☐ a. l'ordonnance du 24 avril 1996
☐ b. la loi du 4 mars 2002
☐ c. la loi hospitalière du 31 juillet 1991
☐ d. la loi du 11 février 2005
☐ e. la loi du 21 juillet 2009

121 – La démocratie sanitaire permet :

☐ a. la répartition des tâches entre l'ambulatoire et l'hospitalier, pour le secteur sanitaire notamment
☐ b. l'intégration des usagers dans les processus de décision
☐ c. l'évolution du système de santé
☐ d. l'accroissement du degré d'implication des consommateurs de soins
☐ e. l'articulation entre les secteurs sanitaires et le médico-social

122 – Les ARS ont pour mission :

☐ a. de lancer l'élaboration du Projet régional de santé (PRS)
☐ b. de garantir une politique de santé en région cohérente avec la politique nationale
☐ c. de piloter les réformes du secteur médico-social
☐ d. d'assurer le pilotage unifié de la santé sur l'ensemble du territoire régional
☐ e. d'optimiser l'offre de soins en fonction des besoins de la population

123 – La Direction régionale de la jeunesse, des sports et de la cohésion sociale (DRJSCS) regroupe les pôles sociaux de :

☐ a. la Direction régionale de l'Agence nationale pour la cohésion sociale et l'égalité des chances
☐ b. la Direction régionale de la jeunesse et des sports (DRJS)
☐ c. la Direction régionale de la culture
☐ d. la Direction régionale de l'environnement, de l'aménagement et du logement (DREAL)
☐ e. la Direction régionale des affaires sanitaires et sociales (Drass)

124 – Les missions de la DRJSCS sont :

☐ a. la prévention et la lutte contre les exclusions
☐ b. la protection des populations vulnérables, l'inclusion sociale des personnes handicapées
☐ c. les actions sociales de la politique de la ville
☐ d. la lutte contre les discriminations et la promotion de l'égalité des chances
☐ e. la formation et la certification dans le domaine des professions sociales et de santé non médicales

125 – Sont en charge de l'observation et de l'étude du système de santé français :

☐ a. la Direction de la recherche, des études, de l'évaluation et des statistiques (DREES)
☐ b. l'Institut national de la statistique et des études économiques (Insee)
☐ c. le Comité consultatif national d'éthique (CCNE)
☐ d. la Conférence nationale de santé (CNS)
☐ e. l'Observatoire national démographique des professions de santé (ONDPS)

126 – Sont en charge de l'expertise et du conseil du système de santé français :

☐ a. l'Institut national de veille sanitaire (InVS)
☐ b. l'Institut national de prévention et d'éducation pour la santé (INPES)
☐ c. le Haut conseil de santé publique (HCSP)
☐ d. le Comité consultatif national d'éthique (CCNE)
☐ e. la Haute autorité de santé (HAS)

127 – Sont en charge de la démocratie sanitaire du système de santé français :

☐ a. la Conférence régionale de la santé et de l'autonomie (CRSA)
☐ b. l'Agence nationale de sécurité du médicament et des produits de santé (ANSM)
☐ c. la Direction de la recherche, des études, de l'évaluation et des statistiques (DREES)
☐ d. la Conférence nationale de santé (CNS)
☐ e. l'Institut national de prévention et d'éducation pour la santé (Inpes)

128 – Quels sont les outils au niveau régional dont dispose l'État français pour faire appliquer sa politique de santé ?

☐ a. le répertoire Adeli
☐ b. le Schéma régional d'organisation des soins (SROS)
☐ c. le Plan régional de santé (PRS)
☐ d. l'Ordre national des infirmiers (ONI)
☐ e. la Conférence régionale de la santé et de l'autonomie (CRSA)

129 – Les représentants des usagers :

☐ a. exercent leur mission dans le cadre d'un mandat de représentation
☐ b. participent à la Conférence nationale de santé
☐ c. participent aux Conférences régionales de la santé et de l'autonomie
☐ d. siègent au sein du Comité technique d'établissement
☐ e. sont élus par les patients hospitalisés

130 – Les principes du service public hospitalier sont :

☐ a. l'égalité
☐ b. la neutralité
☐ c. la continuité
☐ d. l'adaptabilité
☐ e. la rentabilité

131 – La loi de modernisation de notre système de santé du 26 janvier 2016 prend en compte :

☐ a. l'allongement de la durée de la vie et le vieillissement de la population
☐ b. le développement des maladies chroniques
☐ c. le développement des maladies aiguës
☐ d. le recours trop fréquent à la prévention
☐ e. la persistance des inégalités de santé

■ 132 – Le budget d'un établissement de soins dépend principalement :

☐ a. d'une enveloppe globale allouée par la Sécurité sociale
☐ b. d'une enveloppe financière allouée par le ministère
☐ c. d'un budget voté par la Région
☐ d. de la tarification à l'activité
☐ e. de la durée du séjour hospitalier

■ 133 – Parmi les instances représentatives et consultatives d'un établissement de santé, on trouve :

☐ a. la Commission des moyens
☐ b. la Commission médicale d'établissement
☐ c. le Comité technique d'assistance à la personne soignée
☐ d. le Comité technique paritaire
☐ e. la Commission des usagers

■ 134 – Au sein du système de santé français, les interactions (« règles du jeu ») :

☐ a. sont en partie fixées par la loi
☐ b. ne s'effectuent qu'à l'aide des procédures d'évaluation et de contrôle
☐ c. sont pilotées uniquement par l'Assurance maladie
☐ d. se font au niveau national et régional
☐ e. concernent les établissements publics et privés

■ 135 – En ce qui concerne les missions de l'hôpital public, vous retenez :

☐ a. les soins
☐ b. l'enseignement
☐ c. la recherche
☐ d. la planification sanitaire
☐ e. l'hébergement social

■ 136 – Les missions des Agences régionales de santé (ARS) sont :

☐ a. la territorialisation de la décision et la globalisation de la prise en charge
☐ b. la mise en œuvre d'une seule et même politique de santé pour chaque Français
☐ c. le décloisonnement et la responsabilisation des acteurs
☐ d. l'analyse des relations entre l'État et l'Assurance maladie
☐ e. le développement de la démocratie sanitaire

■ 137 – Les établissements médico-sociaux sont soumis aux mêmes règles que les établissements hospitaliers depuis :

☐ a. l'ordonnance du 24 avril 1996
☐ b. la loi du 17 janvier 2002
☐ c. la loi hospitalière du 31 juillet 1991
☐ d. la loi du 9 août 2004
☐ e. la loi du 11 février 2005

■ 138 – Quelle loi définit la démocratie sanitaire en France ?

☐ a. l'ordonnance du 24 avril 1996
☐ b. la loi du 4 mars 2002

☐ c. la loi hospitalière du 31 juillet 1991
☐ d. la loi du 9 août 2004
☐ e. la loi du 11 février 2005

■ 139 – Quelles sont les deux obligations auxquelles doivent répondre les infirmiers(ères) diplômé(e)s d'État pour être autorisés à exercer ?
☐ a. s'enregistrer sur le répertoire Adeli
☐ b. aller chercher leur diplôme à la Direction régionale de la jeunesse, des sports et de la cohésion sociale (DRJSCS)
☐ c. s'inscrire au niveau du Conseil départemental de l'ordre infirmier (CDOI)
☐ d. communiquer leur changement d'adresse à leur employeur
☐ e. payer leur cotisation à l'ordre national des infirmiers (ONI)

■ 140 – Quelles sont les caractéristiques des professions de santé ?
☐ a. elles sont référencées au niveau de l'Agence régionale de santé (ARS)
☐ b. elles sont référencées dans le Code de la santé publique (CSP)
☐ c. elles sont référencées dans le répertoire Adeli
☐ d. elles sont référencées au niveau de la Direction régionale de la jeunesse, des sports et de la cohésion sociale (DRJSCS)
☐ e. elles sont référencées par la Haute autorité de santé (HAS)

■ 141 – Quels sont les organes de décision de l'hôpital public ?
☐ a. le conseil de surveillance
☐ b. le directoire
☐ c. la Commission médicale d'établissement (CME)
☐ d. le Comité technique d'établissement (CTE)
☐ e. la Commission des soins infirmiers, de rééducation et médico-techniques (CSIRMT)

■ 142 – Sont en charge de la veille sanitaire du système de santé français :
☐ a. la Direction de la recherche, des études, de l'évaluation et des statistiques (DREES)
☐ b. l'Observatoire national démographique des professions de santé (ONDPS)
☐ c. l'Institut national de veille sanitaire (InVS)
☐ d. le Haut conseil de santé publique (HCSP)
☐ e. l'Agence nationale de sécurité du médicament et des produits de santé (ANSM)

■ 143 – Une filière de soins :
☐ a. possède des caractéristiques référencées au niveau de l'Agence régionale de santé (ARS)
☐ b. assure une continuité des soins assurée notamment par l'envoi de courriers ou de comptes rendus
☐ c. nécessite des règles de progression entre différents intervenants (médecins, spécialistes, diététicienne)
☐ d. génère des soins assurés par des intervenants successifs (médecins, spécialistes, diététicienne)
☐ e. doit participer aux Conférences régionales de la santé et de l'autonomie (CRSA)

■ 144 – Quels sont les objectifs de la mise en place des filières de soins en France ?

☐ a. optimiser les moyens disponibles en vue d'une meilleure coordination
☐ b. améliorer la qualité de la prise en charge du patient
☐ c. lancer l'élaboration du projet régional de santé (PRS)
☐ d. piloter la mise en œuvre des politiques d'action sociale
☐ e. garantir une politique de santé en Région cohérente avec la politique nationale

■ 145 – Pour produire des prestations de qualité, un système de santé doit :

☐ a. adapter les connaissances scientifiques aux contraintes budgétaires
☐ b. former des professionnels de santé qualifiés
☐ c. être équipé d'établissements de santé accessibles
☐ d. imposer la mise en place des nouvelles technologies
☐ e. se référer aux connaissances scientifiques actualisées

■ 146 – Quels éléments expliquent l'apparition des réseaux de soins ?

☐ a. l'apparition de groupes de populations particulièrement en difficulté
☐ b. une politique d'action sociale qui ne répondait plus aux besoins
☐ c. des groupes de population pour lesquels le système de prise en charge existant était inadéquat
☐ d. un projet régional de santé en manque de moyens humains
☐ e. une politique de santé régionale non cohérente avec la politique nationale

■ 147 – Une pyramide des âges est :

☐ a. la représentation graphique de la structure d'une population
☐ b. la représentation des nouveaux cas de maladies enregistrés pour une population déterminée
☐ c. la représentation des décès recensés dans la population totale moyenne de l'année
☐ d. la représentation des cas de maladies enregistrés pour une population déterminée et englobant aussi bien les nouveaux cas que les anciens cas
☐ e. la représentation des naissances recensées dans la population totale moyenne de l'année

■ 148 – Le taux de morbidité est :

☐ a. le pourcentage de personnes indemnes d'une maladie dans une population pour une période donnée
☐ b. le pourcentage de personnes touchées par une maladie dans une population pour une période donnée
☐ c. le pourcentage de personnes décédées d'une maladie dans une population pour une période donnée
☐ d. le pourcentage de personnes nées avec une maladie dans une population pour une période donnée
☐ e. le pourcentage de personnes à naître atteintes d'une maladie dans une population pour une période donnée

149 – Le taux de natalité est :

☐ a. le nombre de naissances dans l'année pour 100 habitants
☐ b. le nombre de naissances dans l'année pour 10 000 habitants
☐ c. le nombre de naissances dans l'année pour 100 000 habitants
☐ d. le nombre de naissances dans l'année pour 1 000 habitants
☐ e. le nombre de naissances de bébés prématurés dans l'année pour 1000 habitants

150 – Le taux de mortalité est :

☐ a. la représentation des nouveaux cas de maladies enregistrés pour une population déterminée
☐ b. le nombre de décès dans l'année pour 100 000 habitants
☐ c. le nombre de décès, au cours de l'année, d'individus âgés de moins de 65 ans, rapporté à la population totale des moins de 65 ans de la même année
☐ d. le pourcentage de personnes touchées par une maladie dans une population pour une période donnée
☐ e. le rapport du nombre de décès de l'année à la population totale moyenne de l'année

151 – Le taux d'incidence :

☐ a. rapporte le nombre d'anciens cas d'une pathologie observés pendant une période donnée à la population dont sont issus les cas pendant cette même période
☐ b. rapporte le nombre de nouveaux cas d'une pathologie observés pendant une période donnée à la population dont sont issus les cas pendant cette même période
☐ c. rapporte le nombre d'anciens et de nouveaux cas d'une pathologie observés pendant une période donnée à la population dont sont issus les cas pendant cette même période
☐ d. rapporte le nombre de décès d'une pathologie observés pendant une période donnée à la population dont sont issus les cas pendant cette même période
☐ e. rapporte le nombre de naissances avec une pathologie observées pendant une période donnée

152 – L'espérance de vie à la naissance :

☐ a. rapporte le nombre de décès d'une pathologie observés pendant une période donnée à la population dont sont issus les cas pendant cette même période
☐ b. représente, pour une année donnée, l'âge moyen au décès des individus qui auraient, à chaque âge, la probabilité de décéder cette année-là au même âge
☐ c. est le nombre moyen d'années restant à vivre au-delà dans les conditions de mortalité par âge de l'année considérée
☐ d. est la durée de survie moyenne
☐ e. rapporte le nombre de naissances avec une pathologie observées pendant une période donnée

153 – L'épidémiologie :

- ☐ a. est l'étude quantitative et qualitative de l'âge des populations et de leurs dynamiques, à partir de caractéristiques telles que la natalité, la fécondité, la mortalité, la nuptialité (ou conjugalité) et la migration
- ☐ b. est l'étude des facteurs influant sur la santé et les maladies des populations humaines
- ☐ c. cherche à comprendre et à expliquer l'impact des comportements sur les représentations
- ☐ d. caractérise la mortalité indépendamment de la structure par âge
- ☐ e. est le pourcentage de personnes touchées par une maladie dans une population pour une période donnée

154 – L'épidémiologie descriptive permet :

- ☐ a. de mesurer l'état de santé
- ☐ b. d'expliquer l'état de santé
- ☐ c. d'évaluer les actions de soins
- ☐ d. de caractériser la mortalité indépendamment de la structure par âge
- ☐ e. de caractériser la durée de survie moyenne indépendamment de la structure par âge

155 – L'épidémiologie analytique permet :

- ☐ a. de mesurer l'état de santé
- ☐ b. d'expliquer l'état de santé
- ☐ c. d'évaluer les actions de soins
- ☐ d. de caractériser la mortalité indépendamment de la structure par âge
- ☐ e. de caractériser la durée de survie moyenne indépendamment de la structure par âge

156 – L'épidémiologie évaluative permet :

- ☐ a. de mesurer l'état de santé
- ☐ b. d'expliquer l'état de santé
- ☐ c. d'évaluer les actions de soins
- ☐ d. de caractériser la mortalité indépendamment de la structure par âge
- ☐ e. de caractériser la durée de survie moyenne indépendamment de la structure par âge

157 – Le modèle de protection sociale en France repose sur :

- ☐ a. une logique d'assistance
- ☐ b. une logique d'assurance sociale
- ☐ c. une logique syndicale
- ☐ d. une logique forfaitaire
- ☐ e. une logique de protection universelle

158 – La protection sociale désigne :

- ☐ a. un mécanisme de prévoyance collective
- ☐ b. un système d'assurances
- ☐ c. un système de cotisations sociales

☐ d. un mécanisme forfaitaire pour couvrir un risque
☐ e. un système d'assistance contre tous les risques

159 – Parmi les risques couverts par la Sécurité sociale, on retrouve :
☐ a. le chômage
☐ b. la maladie
☐ c. l'accident du travail
☐ d. la maternité
☐ e. la dépendance

160 – La Sécurité sociale est organisée en :
☐ a. caisses
☐ b. régimes
☐ c. répartitions
☐ d. bureaux régionaux
☐ e. filières

161 – La Sécurité sociale a été créée en France :
☐ a. après la Première Guerre mondiale
☐ b. par le Front populaire
☐ c. au cours de la Deuxième Guerre mondiale
☐ d. après la Deuxième Guerre mondiale
☐ e. après Mai 1968

162 – La Sécurité sociale est construite sur un système :
☐ a. par répartition
☐ b. par cumul
☐ c. par tranche fiscale
☐ d. par ressources
☐ e. par capitalisation

163 – En matière de protection sociale, l'assistance se définit comme :
☐ a. une aide transitoire aux plus défavorisés
☐ b. un secours systématique apporté par la société
☐ c. un héritage religieux d'aide à autrui
☐ d. l'octroi d'une aide financière avec contrepartie
☐ e. un devoir de la société d'aider

164 – Les assurances :
☐ a. consistent à protéger, moyennant le versement d'une cotisation/prime, un agent contre les conséquences de la réalisation d'un risque
☐ b. sont des dispositifs de solidarité fondés sur l'existence d'un système d'assurances obligatoires
☐ c. peuvent être souscrites pour les maladies obligatoires ou les maladies supplémentaires
☐ d. permettent de consulter un médecin généraliste
☐ e. font varier les prestations en fonction du contrat

165 – Les mutuelles :

☐ a. sont des organismes à but lucratif
☐ b. réalisent une sélection personnalisée des risques à l'adhésion
☐ c. ont pour vocation d'organiser, avec et pour leurs adhérents, les réponses aux besoins sociaux qu'ils expriment
☐ d. sont obligatoires pour tous les salariés majeurs
☐ e. sont régies par le Code de la mutualité

166 – La maîtrise médicalisée des dépenses de soins a été instaurée par :

☐ a. l'ordonnance du 24 avril 1996
☐ b. la loi du 4 mars 2002
☐ c. la loi hospitalière du 31 juillet 1991
☐ d. la loi du 9 août 2004
☐ e. la loi du 11 février 2005

167 – Les cotisations sociales sont :

☐ a. des dispositifs de solidarité fondés sur l'existence d'un système d'assurances obligatoires
☐ b. des versements facultatifs pour acquérir des prestations sociales
☐ c. des versements permettant de financer les établissements de santé
☐ d. des versements obligatoires pour acquérir des droits à des prestations sociales
☐ e. des dispositifs de solidarité fondés sur l'existence d'un système d'assurances facultatives

168 – L'Assurance maladie finance :

☐ a. l'Union de recouvrement des cotisations de sécurité sociale et d'allocations familiales (Urssaf)
☐ b. les soins de ville
☐ c. les dispositifs de solidarité fondés sur l'existence d'un système d'assurances facultatives
☐ d. les établissements de santé
☐ e. le médico-social

169 – D'où proviennent les revenus du système de protection sociale ?

☐ a. de l'Urssaf
☐ b. des impôts
☐ c. des cotisations sociales
☐ d. des établissements de santé
☐ e. des professionnels de santé libéraux

170 – Quel est l'organisme chargé de collecter les cotisations sociales ?

☐ a. la Caisse primaire d'Assurance maladie (CPAM)
☐ b. la Sécurité sociale
☐ c. l'Union régionale d'Assurance maladie (Urcam)
☐ d. l'Agence régionale de santé (ARS)
☐ e. l'Union de recouvrement des cotisations de sécurité sociale et d'allocations familiales (Urssaf)

171 – Un État providence se définit comme un État qui :

- ☐ a. intervient à tout moment dans la vie de la nation
- ☐ b. finance l'ensemble de la protection sociale
- ☐ c. est interventionniste
- ☐ d. intervient sur le plan économique et social
- ☐ e. résout les problèmes de la nation

172 – Concernant le secteur de la santé :

- ☐ a. la santé est un bien non marchand
- ☐ b. les prix des services du secteur de la santé sont fixés par convention
- ☐ c. les demandes sont individuelles et collectives
- ☐ d. le financement est collectif
- ☐ e. l'équilibre entre l'offre et la demande est respecté

173 – Concernant les Agences régionales de santé, vous retenez qu'elles :

- ☐ a. sont devenues l'acteur central à l'échelon national
- ☐ b. déclinent la politique de région qui doit rester une politique nationale
- ☐ c. ont à atteindre des objectifs médico-économiques (efficience du système de santé)
- ☐ d. n'ont pas à atteindre d'objectifs médico-économiques
- ☐ e. ont à atteindre des objectifs de sécurité sanitaire et de réduction des inégalités de santé

174 – La santé publique :

- ☐ a. appréhende la santé à l'échelon de la population
- ☐ b. s'intéresse uniquement à l'individu
- ☐ c. s'intéresse à la somme des individus
- ☐ d. se place au sein d'une population qui se situe dans son contexte, sa société à un moment donné
- ☐ e. se place au sein d'une population qui se situe dans son histoire, sa culture à un moment donné

175 – Un système de santé :

- ☐ a. est composé de ressources dédiées à la mise en œuvre d'actions de soins, de prévention et de recherche dans le domaine sanitaire
- ☐ b. concentre uniquement les consommateurs de soins
- ☐ c. fonctionne grâce aux règles de fonctionnement entre les partenaires au sein d'une même institution et la population
- ☐ d. n'existe pas sans financements
- ☐ e. s'appuie également sur des règles de fonctionnement entre les professionnels de santé et la population

176 – Quelles sont les ressources permettant de produire des prestations de santé ?

- ☐ a. des connaissances scientifiques actualisées
- ☐ b. des produits de santé
- ☐ c. des établissements de santé adaptés et accessibles
- ☐ d. des étudiants
- ☐ e. du matériel biomédical

177 – Comment se caractérise la diversité des producteurs de soins ?

☐ a. par l'existence d'établissements publics et privés
☐ b. par la répartition des tâches entre l'ambulatoire et l'hospitalier
☐ c. par l'articulation entre le sanitaire et le médico-social
☐ d. les plus démunis attendent d'être très malades pour se soigner
☐ e. les dépenses de santé sont concentrées par certains groupes d'utilisateurs du système de santé

178 – En 2017, le Schéma régional de l'organisation sanitaire (SROS) précise :

☐ a. la manière dont la carte sanitaire doit être organisée à partir des besoins réels de la population
☐ b. les orientations et l'organisation de l'offre hospitalière et la mise en place d'établissements hospitaliers par zone en tenant compte d'une répartition quantitative des lits et des équipements sanitaires par le biais d'indices lits/population
☐ c. la manière dont sont appréhendées les politiques de santé à l'échelle de la région à partir de la notion de « territoires de santé »
☐ d. la manière dont il est possible d'assurer une meilleure adéquation entre l'offre et les besoins de soins
☐ e. la manière dont sont appréhendées les politiques de santé à l'échelle de la région à partir de la notion de « secteurs sanitaires »

179 – Vous retenez que, depuis la loi du 4 mars 2002 :

☐ a. une place prépondérante est attribuée aux droits des patients (information, consentement, accès au dossier, personne de confiance)
☐ b. les droits des usagers au sein des établissements sont figés avec la démocratie sanitaire
☐ c. la responsabilité de l'état en matière de santé publique est affirmée
☐ d. les droits collectifs des usagers du système de santé par le biais associatif émergent et sont reconnus institutionnellement
☐ e. les règles afférentes à la responsabilité médicale et hospitalière sont réécrites

180 – La loi de modernisation de notre système de santé du 26 janvier 2016 est organisée autour de 4 piliers. Indiquez lesquels :

☐ a. renforcer la prévention et la promotion de la santé
☐ b. faciliter au quotidien les parcours de santé
☐ c. innover pour garantir la pérennité de notre système de santé
☐ d. réaliser des économies de santé
☐ e. renforcer l'efficacité des politiques publiques et la démocratie sanitaire

Réponses aux QCM

76 – b. – c. – d. – e.

77 – b.

78 – e.

79 – a. – c. – d. – e.

80 – a. – c. – d. – e.

81 – a. – b. – c. – e.

82 – a. – b.

83 – b. – e.

84 – b.

85 – c.

86 – a. – d.

87 – d.

88 – a.

89 – b.

90 – b. – c. – d. – e.

91 – c. – d.

92 – b. – c.

93 – a. – e.

94 – b. – c. – d.

95 – d.

96 – a. – b. – c.

97 – a. – b. – c. – d. Un système de santé est un ensemble de moyens (organisationnels, humains, structurels ou financiers) destinés à réaliser les objectifs d'une politique de santé et dont l'objectif est d'améliorer la santé des populations (*cf.* réponse e). Ces 3 entités formant un tout indissociable, elles s'accompagnent d'éléments de liaison les unes avec les autres, que l'on peut assimiler à des règles de fonctionnement. Dans un système de santé, il y a donc bien une régulation entre tous ces éléments (*cf.* réponses a, b et c).

98 – a. – b. – d. – e. L'interdiction de fumer s'applique également à tous les lieux fermés et couverts accueillant du public ou qui constituent des lieux de travail – la loi Évin de 1991 a été modifiée en novembre 2006 par le décret «Bertrand» (*cf.* réponse a.). D'autre part, la loi de modernisation de notre système de santé de 2016 instaure l'interdiction de fumer à l'intérieur d'un véhicule en présence d'un enfant mineur. Enfin, la cigarette électronique est également interdite dans les établissements de santé, les établissements scolaires et les lieux publics fermés (2016).

99 – e.

100 – b.

101 – a. – c. – e.

102 – c – d.

103 – a. – b. – c. – d.

104 – b. – c.

105 – a.
106 – d. – e.
107 – a. – e. Ce sont les ordonnances du 24 avril 1996 qui instituent les Agences régionales de l'hospitalisation (ARH) dont les missions sont notamment de planifier la politique régionale de l'offre de soins en élaborant le schéma régional d'organisation des soins (SROS). La loi « Hôpital, Patients, Santé et Territoires » du 21 juillet 2009 affiche l'ambition de réorganiser et de moderniser l'ensemble du système de santé. Elle comprend quatre titres dont un est consacré à la création des ARS chargées de coordonner dans un cadre territorial l'ensemble des politiques de santé (hôpital, médecine de ville, santé publique et prévention), en remplacement des ARH. Ces nouveaux organismes réuniront en une seule structure les moyens de l'État et ceux de l'Assurance maladie et seront chargés de décliner au niveau régional la politique de santé définie au niveau national.
108 – a. L'exemple du Plan national santé environnement (PNSE) et des Plans régionaux santé environnement (PRSE). Le troisième plan national santé environnement (2015–2019) a pour ambition de réduire l'impact des altérations de notre environnement sur notre santé. Les PRSE en sont la déclinaison en régions. En effet, afin de répondre aux préoccupations locales et d'aborder des problématiques propres aux territoires, le PNSE a vocation à être décliné dans l'ensemble des régions sous la forme de PRSE : il prend en compte les spécificités locales et promeut des actions propres aux territoires. En région Nouvelle-Aquitaine par exemple, un Baromètre santé environnement (BSE) a été réalisé afin de prendre en compte la demande sociétale dans les travaux d'élaboration du 3e Plan régional santé environnement (PRSE3).
109 – a. – b. – d.
110 – e. Depuis la loi du 31 juillet 1991 portant sur la réforme hospitalière, c'est la dimension régionale qui est la référence sanitaire. Certains pouvoirs de l'État sont délégués aux instances régionales et locales. Un nouvel instrument de planification sanitaire est alors mis en place : le Schéma régional de l'organisation sanitaire (SROS).
111 – a. – c. – d. Le Conseil consultatif national d'éthique pour les sciences de la vie et de la santé (CCNE) est une autorité indépendante depuis 2004 qui est rattaché aux services du Premier ministre. Il était antérieurement rattaché à l'Institut national de la santé et de la recherche médicale (Inserm) (*cf.* réponse b.). Le Comité national de santé publique (CNSP) fut initialement créé pour définir les priorités de santé publique au regard des objectifs inscrits dans la loi relative à la politique de santé publique (du 9 août 2004), ce dernier a été supprimé en 2015 (*cf.* réponse e.).
112 – a. – c. – d. Une administration centrale regroupe différents services d'un ministère. Elles ont en charge de concevoir, animer, orienter les politiques propres à chaque ministère dans la suite du travail du gouvernement et des ministres concernés. Les agences sanitaires, elles, ont pour principales missions d'évaluer les risques sanitaires dans un domaine spécifique : médicaments, biomédecine, etc.
113 – b. – c. – d.
114 – a. – d. – e.
115 – a. – b.

116 – e.
117 – a. – c. – d.
118 – b. – c. – d. – e.
119 – d. Un pouvoir décentralisé est élu par les citoyens (ex : Conseil régional, municipal , etc.) et travaillera à la satisfaction de son électorat alors qu'un pouvoir déconcentré est nommé par le gouvernement (ex : Préfet de région) et devra en appliquer les décisions.
120 – e.
121 – b. – c. – d.
122 – b. – d. – e.
123 – a. – b. – e.
124 – a. – c. – d. – e.
125 – a. – b. – c.
126 – b. – c. – d. – e.
127 – a. – d.
128 – b. – c. Le répertoire Adeli est un répertoire national (et donc pas un outil régional) qui recense les professionnels de santé réglementés exerçant en établissements de santé (salariés) ou installés en ville (libéraux). Il permet de connaître où les professionnels exercent et les diplômes de ces derniers. Un ordre professionnel a pour mission de réguler, et plus particulièrement de contrôler, l'accès et l'exercice d'une profession dans des secteurs réglementés comme celui des professions de santé, régies par le Code de la santé publique. Il ne s'agit donc pas d'un « outil » de mise en œuvre (« applicatif ») d'une politique de santé. La CRSA n'a qu'un avis consultatif et ne participe, par l'avis qu'elle donne, qu'à définir la politique régionale de santé.
129 – a. – b. – c.
130 – a. – b. – c. – d.
131 – a. – b. – e.
132 – d.
133 – b. – d. – e.
134 – a. – d. – e.
135 – a. – b. – c.
136 – a. – c. – e.
137 – b.
138 – b.
139 – a. – c.
140 – b. Les professions de santé, dont les infirmiers, sont régis par le Code de la santé publique, et plus précisément dans la partie 4 de la Partie législative et réglementaire. Elles comprennent :

- les professions médicales (livre 1er), c'est-à-dire les médecins (titre 1er) – praticiens hospitaliers, salariés du public ou du privé ou libéraux –, les chirurgiens-dentistes (titre II), les sages-femmes (titre III) ;

- les professions de la pharmacie (livre II) ;
- les auxiliaires médicaux, aides-soignants, auxiliaires de puériculture, ambulanciers et assistants dentaires (livre III) parmi lesquels on retrouve les infirmiers (titre I), les masseurs-kinésithérapeutes et les pédicures podologues (titre II), les ergothérapeutes et les psychomotriciens (titre III), les orthophonistes et les orthoptistes (titre IV), les manipulateurs en électroradiologie et les techniciens de laboratoire (titre V), les audioprothésistes, les opticiens lunetiers, les prothésistes pour l'appareillage des personnes handicapées (titre VI), les diététiciens (titre VII), des dispositions communes et compétences respectives de l'État et de la région, ainsi que les aides-soignants, auxiliaires de puériculture et les ambulanciers (titre IX).

141 – a. – b.

142 – c. – e. L'Agence nationale de sécurité des médicaments et des produits de santé (ANSM) participe à la veille sanitaire. Elle s'assure de la bonne utilisation des médicaments et demande aux professionnels de signaler tout événement indésirable survenu lors de l'emploi d'un médicament notamment.

143 – b. – c. – d.

144 – a. – b.

145 – b. – c. – e.

146 – a. – c.

147 – a.

148 – b.

149 – d.

150 – e.

151 – b.

152 – b. – c. – d.

153 – b.

154 – a.

155 – b.

156 – c.

157 – a. – b. – c.

158 – a. – c.

159 – b. – c. – d.

160 – a. – b.

161 – b. – d.

162 – a.

163 – a. – b. – c. – e.

164 – a. – b. – e.

165 – c. – e.

166 – a.

167 – d.

168 – b. – d. – e.
169 – c. – d.
170 – e.
171 – b. – c. – d.
172 – a. – b. – c. – d.
173 – b. – c. – e.
174 – a. – d. – e.
175 – a. – c. – d. – e. Il manque les consommateurs de soins.
176 – a. – b. – c. – e.
177 – a. – b. – c.
178 – c. – d.
179 – a. – b. – d. – e.
180 – a. – b. – c. – e.

Entraînez-vous avec des QROC

181 – Qu'est-ce que l'économie de la santé ? Quel est son objectif ?

....
....
....
....
....
....

182 – Que signifie l'expression « État providence » ?

....
....
....
....
....
....

183 – Qu'est-ce que les « risques sociaux » ?

....
....
....
....
....
....

184 – Quel est l'objectif de la logique de protection universelle ?

....
....

185 – Quel est l'objectif de la logique d'assistance ?

186 – Définissez la santé communautaire.

187 – Définissez la santé mentale.

188 – Définissez la prévention quaternaire.

189 – Définissez l'éducation thérapeutique du patient (ETP).

....

....

....

....

■ **190 – Qu'est-ce qu'une enquête de prévalence ?**

....

....

....

....

....

....

■ **191 – Qu'est-ce qu'un réseau de santé ?**

....

....

....

....

....

....

■ **192 – Qu'est-ce qu'une filière de soins ?**

....

....

....

....

....

....

Réponses aux QROC

■ 181

L'économie de la santé est une discipline à l'interface de l'économie et de la médecine. Son développement (depuis les années 1960) est lié à l'augmentation courante des dépenses de santé (plus rapide que la richesse nationale) et au développement des connaissances en matière de santé et de possibilités thérapeutiques. Les dépenses de santé sont financées par des prélèvements obligatoires sous forme de cotisations sociales et d'impôts. L'économie de la santé permet d'identifier la manière dont les ressources technologiques, humaines et financières sont utilisées. Elle est un outil qui permet de répartir les moyens de manière plus efficiente. Elle tient compte de l'évolution de notre environnement et de ses contraintes.

182

Au sens large, l'expression « État providence » désigne l'ensemble des interventions économiques et sociales de l'État ; dans un sens plus restreint, il s'agit uniquement de l'intervention de l'État dans le domaine social, particulièrement à travers le système de protection sociale. La création de la Sécurité sociale en 1945 constitue la première étape de sa mise en place. La Sécurité sociale repose sur les principes d'assistance et d'assurance. Elle propose une garantie face aux « risques » vieillesse, maladie, chômage et famille. Depuis une quarantaine d'années, l'augmentation du taux de chômage associée à une croissance économique française ralentie a profondément altéré le système de l'État providence. Ce dernier présente de grandes difficultés à financer la protection sociale qui remplit difficilement ses missions et notamment celle de répondre aux nouveaux besoins de la société comme le vieillissement, la dépendance ou les inégalités de santé.

183

Les risques sociaux sont des situations susceptibles de compromettre la sécurité économique de l'individu ou de sa famille (groupe de personnes liées par des liens de filiation et d'alliance), en provoquant une baisse de ses ressources ou une hausse de ses dépenses. En France, ils sont au nombre de quatre : maladie, accident du travail ou maladies professionnelles, famille et retraite. La couverture des risques sociaux par l'Assurance maladie s'appuie sur une logique d'assurance sociale, une logique d'assistance et une logique de protection universelle.

184

La logique de protection universelle est une des trois logiques à laquelle peuvent répondre les prestations sociales. Dès sa création le 4 octobre 1945, la Sécurité sociale affiche l'objectif de généraliser progressivement la protection sociale en couvrant certaines catégories de dépenses pour l'ensemble des résidents du territoire. Aujourd'hui, chaque membre de la collectivité nationale a droit à la garantie d'un minimum vital, indépendamment de l'exercice ou non d'une activité professionnelle, ou de sa capacité de s'ouvrir des droits aux prestations sociales en versant des cotisations. Les prestations sont donc accordées sans conditions de cotisations ni de ressources, mais sont les mêmes pour tous (prestations familiales). Elle instaure une solidarité entre les individus pour lutter contre les formes de pauvreté. Elle consiste à assurer le revenu minimum.

■ 185

La logique d'assistance se définit comme le devoir de la société de porter secours. Lorsque les personnes n'ont pas les ressources suffisantes, les collectivités publiques attribuent des aides, sans compensation, sous forme de prestations en espèces ou en nature. Ces aides sont financées grâce à des impôts et font partie des obligations légales auxquelles la collectivité doit se soumettre. Même si la distribution de ces contributions est légiférée, il est important de noter que leur attribution est soumise à condition de ressources.

■ 186

La santé communautaire est une approche très globale de la santé. Elle repose sur plusieurs principes, dont l'idée que des changements individuels sont difficiles et peuvent être produits par le biais de l'implication dans une action collective. Ainsi, elle met en œuvre une action collective locale afin que le groupe entier transforme ses normes (dynamique de changement). L'implication de chacun des acteurs est fondamentale pour parvenir à un changement. La santé communautaire propose de « faire avec » les personnes et non pas « pour » eux ou « à leur place ».

■ 187

La santé mentale, selon l'OMS, est un état de complet bien-être qui permet à chaque personne de réaliser son potentiel, de faire face aux difficultés normales de la vie, de travailler avec succès et de manière productive, et d'être en mesure d'apporter une contribution à la communauté. La schizophrénie, les troubles affectifs bipolaires, les conduites addictives ou encore les troubles obsessionnels compulsifs font partie des préoccupations majeures de l'OMS en termes de psychiatrie, d'autant plus que les troubles mentaux génèrent de l'exclusion.

■ 188

La prévention quaternaire est une action menée pour identifier un patient ou une population à risque de surmédicalisation, le ou la protéger d'interventions médicales invasives et lui proposer des procédures de soins éthiquement et médicalement acceptables. Elle concerne une population malade à un stade évolué de la maladie et propose un accompagnement de l'invalidité et du processus de la mort (soins palliatifs). Elle ne vise pas l'amélioration de la santé.

■ 189

L'éducation thérapeutique du patient (ETP) s'inscrit dans le parcours de soins du patient. Elle a pour objectif « de rendre le patient plus autonome en facilitant son adhésion aux traitements prescrits et en améliorant sa qualité de vie » selon l'article 84 de la loi « Hôpital, patients, santé et territoires » (HPST) de 2009 – Il s'agit d'activités organisées, y compris le soutien psychosocial, conçues pour rendre les patients conscients et informés de leur maladie, des soins, de l'organisation et des procédures hospitalières ainsi que des comportements liés à sa santé et à la maladie. Elle se décline sous la forme de programmes conformes à un cahier des charges national dont les modalités et contenu d'élaboration sont définis par arrêté ministériel ; ils sont mis en œuvre au niveau local, proposés au malade par le médecin prescripteur, et donnent lieu à l'élaboration d'un programme personnalisé en trois étapes : diagnostic éducatif, programme personnalisé, évaluation.

■ 190

Une enquête de prévalence estime le nombre de cas présents dans une population à un instant donné (exemple : enquête de prévalence « un jour donné » des infections nosocomiales en établissements de santé). C'est une étude descriptive, une « photographie » de la population à un temps T. Elle peut être reproduite dans le temps et dans l'espace pour suivre l'évolution des paramètres étudiés et permettre des comparaisons temporo-spatiales. Elle permet l'étude des principales caractéristiques cliniques d'un problème de santé. Elle constitue la base de la formulation d'hypothèses étiologiques.

■ 191

Les réseaux de santé promeuvent l'accès aux soins, la coordination, la continuité ou des prises en charge sanitaires interdisciplinaires. Ils prennent en compte la spécificité des populations, des pathologies ou des activités sanitaires. Ils assurent une prise en charge adaptée aux besoins de la personne tant sur le plan de l'éducation à la santé, de la prévention, du diagnostic que des soins. Ils peuvent participer à des actions de santé publique. Ils regroupent, sur la base du volontariat, les différents intervenants concernés par un problème donné sur un territoire donné. L'objectif du réseau est de coordonner les soins apportés par chacun de ces acteurs, de mutualiser leurs connaissances et d'échanger leurs connaissances dans la perspective d'une meilleure prise en charge du patient. Lorsque ces « réseaux de soins » comportent également, en amont, de la prévention et, en aval, de l'éducation pour la santé, on parle volontiers de « réseaux de santé ». Un tel réseau est caractérisé par des individus et des outils.

■ 192

Une filière de soins constitue l'itinéraire emprunté par le patient. Ce cheminement lui fait rencontrer des intervenants les uns après les autres. Ces participants proposent des soins de nature différente, et les liens qui unissent ces acteurs sont établis. Chacun adresse le patient vers son confrère et vice et versa. À l'hôpital, la filière de soins est encore très administrative entre les différents soignants sans que le malade puisse exprimer des choix. Les liens fonctionnels entre la filière de soins à l'hôpital et le secteur ambulatoire n'existent que très peu.

Entraînez-vous avec des schémas

■ 193 – Compléter la figure 3.1 sur les 3 secteurs du système de santé français numérotés A, B et C.

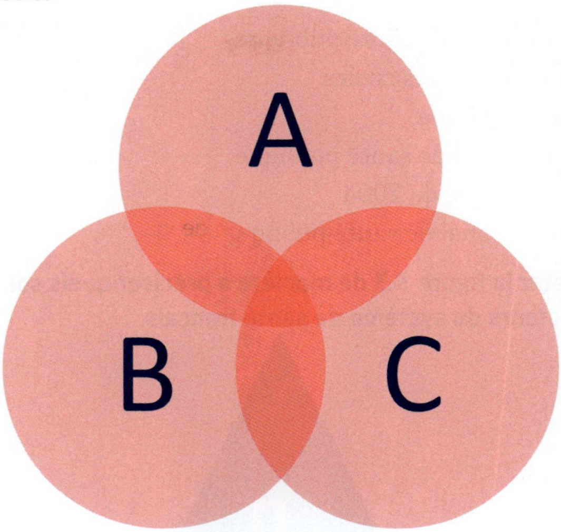

....

....

....

....

....

....

■ 194 – Complétez figure 3.2 de la politique de santé publique en France avec les termes suivants :

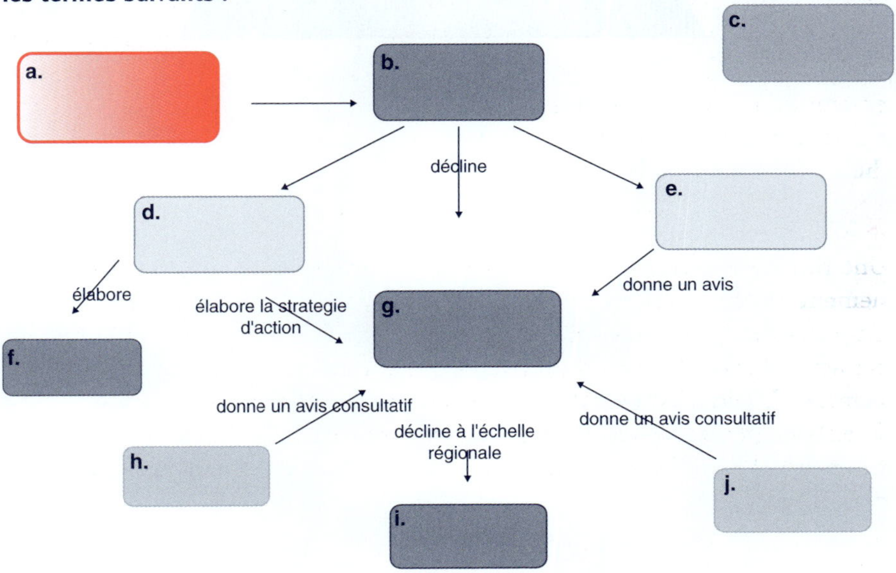

1 – Assemblée nationale, Sénat
2 – CNS
3 – Représentations professionnelles et institutionnelles
4 – HCSP
5 – Programme national de santé publique
6 – Représentations sociétés civiles
7 – Plans de santé publique
8 – Programme national de santé publique
9 – Loi de santé publique de 2004
10 – Programme régional de santé publique

■ 195 – Compléter la figure 3.3 de manière à préciser quels sont les 4 catégories d'acteurs du système de santé français.

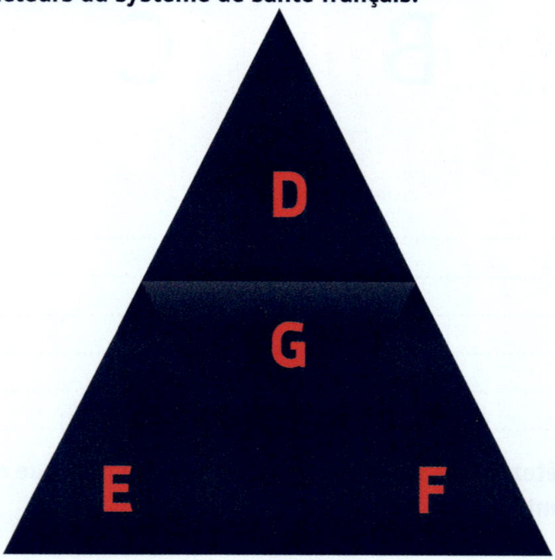

Réponses aux schémas

193

A – Secteur préventif

B – Secteur médico-social

C – Secteur curatif

194

a) 1 – Assemblée nationale, Sénat – b) 9 – Loi de santé publique de 2004 – c) 4 – HCSP – d) 8 – DGS – e) 2 – CNS – f) 7 – Plans de santé publique – g) 5 – Programme national de santé publique – h) 6 – Représentations sociétés civiles – i) 10 – Programme régional de santé publique – j) 3 – Représentations professionnelles et institutionnelles

195

D – Consommateurs de soins

E – Producteurs de soins

F – Financeurs

G – Régulation – Pilotage

CHAPITRE 4

UE 2.3 – Santé, maladie, handicap, accident de la vie

OBJECTIFS/CONTENU DE L'UE

Objectifs de l'unité d'enseignement[1]

- Intégrer les concepts de santé, maladie, handicap, d'accident de la vie, de douleur
- Développer une vision intégrée de l'être humain dans les périodes de santé, maladie, handicap, d'accidents de la vie
- Explorer les grands systèmes explicatifs de la santé de la maladie et du handicap (agent extérieur, comportement, hérédité, etc.) et les liens avec les représentations des personnes
- Explorer les notions de risque, danger, violence, etc.
- Explorer les notions de maladie chronique et ses spécificités
- Identifier les éléments de la classification des handicaps et expliquer les éléments de la prise en charge des personnes handicapées

Éléments de contenu

- Les **concepts** en santé, bien-être, qualité de vie, maladie, accident, handicap, douleur. Les notions de risque, danger, violence, et leurs rapports avec la santé. Les questions liées à l'annonce du handicap ou de la maladie. La représentation sociale du handicap et de la maladie.
- **Approche systémique de l'étude de la maladie** et de la prise en charge interdisciplinaire
- La **maladie chronique**
  - Notion de chronicité, caractéristiques, adaptation à la maladie à long terme, conséquences sur la qualité de vie
  - Chronicité et évolution : linéaire, par poussée, avec et sans traitement, rémission
  - Risques, incidents en chronicité
  - Chronicité, douleur et souffrance
  - Notions de soutien, de réseaux, d'entourage, d'aidants

1. Auteur référent : Christelle Jodar.

- Le **handicap**
  - Classification des handicaps (déficience, incapacité, désavantage, etc.)
  - Conséquences du handicap sur les fonctions de la vie et sur le projet de vie, risque et handicap
  - Prise en charge sociale du handicap, réglementation, droits, coût
  - Notions de réhabilitation, réinsertion, rééducation
  - Le handicap psychique dans la vie personnelle, professionnelle, sociale, prise en charge sociale, soins de réhabilitation
  - Moyens et aides pour le handicap, domotique

TESTEZ-VOUS

Testez vos connaissances

196 – Indiquez la bonne réponse. Quelle est la caractéristique de la douleur nociceptive ?

☐ a. c'est une séquelle d'une atteinte nerveuse
☐ b. elle est d'origine psychologique
☐ c. elle provoque des sensations à type de brûlure
☒ d. elle est due à un excès de stimulation douloureuse
☐ e. elle provoque des sensations à type de décharge électrique

197 – Indiquez les bonnes réponses. Selon la définition opérationnelle, quelles sont les dimensions toujours associées à la qualité de vie ?

☒ a. le fonctionnement physique
☐ b. la dimension spirituelle
☒ c. la dimension psychologique
☒ d. la situation de la personne et son réseau social
☐ e. la perception de la santé

198 – Indiquez la bonne réponse. La sclérose en plaques (SEP) est une maladie :

☐ a. du jeune enfant
☒ b. dont l'âge moyen de début des symptômes est de 30 ans
☒ c. qui touche plus particulièrement les femmes
☒ d. qui touche près de 80 000 personnes en France
☒ e. qui apparaît davantage dans les pays les moins exposés au soleil

199 – Indiquez la bonne réponse. Les conséquences psychiques de l'annonce du handicap sont les suivantes sauf une. Indiquez laquelle.

☐ a. le déni
☐ b. l'hébétude
☒ c. l'activisme
☐ d. le sentiment d'injustice
☐ e. l'idée de mort

■ 200 – Indiquez les bonnes réponses. Quelles sont les causes principales de la plus forte incidence de l'épilepsie dans les pays en développement ?

☐ a. la bilharziose
☒ b. la méningite
☒ c. le paludisme
☒ d. des complications obstétricales pré- et postnatales
☒ e. la malnutrition

■ 201 – Indiquez la bonne réponse. Quelle est la maladie chronique qui touche le plus de personnes en France ?

☒ a. le diabète
☐ b. l'insuffisance rénale
☐ c. le Syndrome d'immunodéficience acquise (sida)
☐ d. les cancers
☐ e. l'asthme

■ 202 – Indiquez la bonne réponse. Quel concept n'appartient pas à l'approche systémique ?

☐ a. le système
☐ b. l'interaction
☐ c. la complexité
☒ d. l'indépendance
☐ e. la globalité

■ 203 – Indiquez les bonnes réponses. En quoi l'approche systémique familiale peut-elle améliorer la prise en charge du handicap ?

☒ a. elle favorise la prestation du soin familial
☒ b. elle prend en compte la capacité de résilience de la « personne-famille »
☐ c. il s'agit d'une approche fractionnée
☒ d. elle tient compte du potentiel de la « personne-famille »
☐ e. c'est une approche qui déresponsabilise la « personne-famille »

■ 204 – Indiquez les bonnes réponses. Quels sont les grands tableaux sémiologiques de l'accident vasculaire cérébral ischémique sylvien droit ?

☐ a. un déficit sensitivo-moteur droit
☒ b. un déficit sensitivo-moteur gauche
☐ c. une insuffisance cardiaque droite
☒ d. des troubles neurovisuels
☒ e. des troubles neurocognitifs

■ 205 – Indiquez la bonne réponse. Une maladie chronique est :

☐ a. une maladie dont le patient décède toujours
☐ b. toujours associée à une incapacité ou un handicap
☐ c. une maladie dont le patient guérit toujours
☐ d. la conséquence d'une défaillance organique
☒ e. une maladie qui évolue dans le temps

■ 206 – Indiquez la bonne réponse. Quel est le symptôme clinique de la maladie d'Alzheimer au stade débutant ?

☐ a. une désorientation temporo-spatiale
☐ b. une difficulté pour raisonner et gérer son budget
☐ c. une difficulté pour utiliser des appareils ménagers
☒ d. une incapacité de former de nouveaux souvenirs
☐ e. des troubles de la déglutition

■ 207 – Indiquez les bonnes réponses. L'accident vasculaire cérébral peut être dû à :

☒ a. une hémorragie
☐ b. une hypoxie
☒ c. une ischémie
☐ d. une démyélinisation
☐ e. une fibrose

■ 208 – Indiquez la bonne réponse. Quel peut être l'impact de la maladie chronique sur la santé du patient ?

☐ a. le patient ne nécessite jamais de prise en charge psychologique
☐ b. la maladie n'est pas améliorée par les traitements
☐ c. la maladie ne s'accompagne pas de douleur physique
☒ d. la maladie rend le patient plus sensible à des problèmes de santé
☐ e. le patient présente toujours un handicap ou une incapacité

■ 209 – Indiquez la bonne réponse. Les affections suivantes font partie de la liste « ALD 30 » (affection longue durée) sauf une. Indiquez laquelle.

☐ a. la sclérose en plaques
☐ b. la maladie de Parkinson
☒ c. l'hypercholestérolémie
☐ d. la mucoviscidose
☐ e. le diabète de type 1

■ 210 – Indiquez la bonne réponse. Quelle difficulté ne peut pas être un frein à l'élaboration du projet de vie de la personne atteinte de handicap ?

☐ a. le rapport de dépendance au sein de la famille
☒ b. l'éducation thérapeutique du patient
☐ c. les troubles de l'identité
☐ d. l'image corporelle perturbée
☐ e. le désir de travailler dans le même secteur d'activités

■ 211 – Indiquez les bonnes réponses. Quelles sont les fonctions touchées pour les personnes atteintes de déficience sensorielle ?

☒ a. les fonctions de la vision
☐ b. les fonctions liées à la locomotion
☒ c. les fonctions de l'audition
☐ d. les fonctions du système digestif
☐ e. les fonctions de psychomotricité

■ 212 – Indiquez les bonnes réponses. Quelles sont les mesures à mettre en place lors de l'annonce à la naissance d'une anomalie ou d'une malformation ?

- ☒ a. il est nécessaire que ce soit un médecin expérimenté qui prenne la responsabilité d'annoncer le diagnostic
- ☐ b. l'annonce ne doit pas être faite aux deux parents en même temps
- ☐ c. la présence de l'enfant n'est pas souhaitable
- ☒ d. il est important de mettre l'accent sur les compétences de l'enfant
- ☐ e. il est préférable de déterminer à l'avance quelle sera l'évolution de l'enfant

■ 213 – Indiquez la bonne réponse. Quelles sont les conditions d'obtention de l'allocation d'éducation pour l'enfant handicapé (AEEH) ?

- ☒ a. que l'enfant soit reconnu handicapé à 50 %
- ☐ b. être âgé de moins de 18 ans
- ☐ c. l'AAEH est soumise à condition de ressources
- ☐ d. le montant est délivré par mois pour chaque enfant y ouvrant droit
- ☐ e. l'AEEH peut être versée jusqu'à l'âge de 20 ans

■ 214 – Indiquez les bonnes réponses. De quelles prestations peut bénéficier une personne faisant l'objet d'une reconnaissance de travailleur handicapé ?

- ☐ a. la carte d'invalidité
- ☒ b. l'accueil dans un atelier protégé
- ☐ c. la prise en charge des frais de transport
- ☒ d. l'aménagement du véhicule
- ☒ e. l'aménagement du poste de travail

■ 215 – Indiquez la bonne réponse. Quelle est la condition d'exercice des personnes handicapées pour le travail en milieu ordinaire ?

- ☒ a. l'entreprise a obligation d'emploi de 6 % d'agents handicapés
- ☐ b. l'employeur peut prononcer une sanction disciplinaire fondée sur le handicap
- ☐ c. les personnes atteintes d'un handicap peuvent exclusivement réaliser une activité intellectuelle à domicile
- ☐ d. l'employeur ne peut pas bénéficier de prise en charge des frais d'aménagement du poste de travail
- ☐ e. les personnes handicapées ne bénéficient pas de conditions spécifiques liées au préavis de licenciement

Bilan du test

Le barème :

- toutes les réponses à une question sont conformes : 1 point ;
- 1 réponse est non conforme : 0,5 point ;
- 2 réponses sont non conformes : 0,3 point ;
- 3 réponses ou plus sont non conformes : 0 point.

Questions	Réponses	Points obtenus
196	d.	1
197	a. – c. – d.	1
198	b. – c. – d. – e.	1
199	c.	1
200	b. – c. – d. – e.	0,5
201	e.	1
202	d.	1
203	a. – b. – d.	0,5
204	b. – d. – e.	1
205	e.	1
206	d.	1
207	a. – c.	1
208	d.	1
209	c.	1
210	b.	1
211	a. – c.	1
212	a. – d.	1
213	a. – d. – e.	1
214	b. – d. – e.	0,5
215	a.	1
TOTAL		18,5

Vous avez moins de 7/20 : l'essentiel n'est pas maîtrisé. Révisez vos cours avant de commencer l'entraînement.

Vous avez entre 7 et 10/20 : il faut poursuivre vos efforts. Vous avez déjà acquis certaines notions, mais celles-ci doivent être renforcées. Révisez les thèmes sur lesquels vous avez perdu des points avant de commencer l'entraînement.

Vous avez entre 11 et 15/20 : consolidez vos acquis. Vous êtes presque prêt ; poursuivez vos efforts en vous entraînant.

Vous avez plus de 15/20 : bravo ! Continuez à vous entraîner pour être au top le jour J !

ENTRAÎNEZ-VOUS

Entraînez-vous avec des QCM

Consignes : une ou plusieurs bonnes réponses sont attendues pour l'ensemble des questions.

216 – À propos des conditions d'accès en foyer d'accueil médicalisé (FAM) :

- ☒ a. les personnes accueillies sont inaptes à toute activité professionnelle
- ☒ b. les personnes accueillies ont besoin d'une tierce personne pour la plupart des actes essentiels de l'existence
- ☐ c. les personnes accueillies ne doivent pas nécessiter de surveillance médicale ou de soins constants
- ☒ d. les FAM peuvent proposer un accueil à temps complet
- ☒ e. l'hébergement est à la charge du département au titre de l'aide sociale et de l'Assurance maladie pour le forfait soins

217 – Dans la maladie rénale chronique, parmi les anomalies de l'examen des urines, on retrouve :

- ☐ a. une bandelette réactive au sang
- ☐ b. une bandelette réactive aux leucocytes
- ☐ c. une bandelette réactive au sucre
- ☒ d. une bandelette réactive aux protéines
- ☒ e. une bandelette réactive aux cétones

218 – La douleur chronique a pour caractéristique :

- ☐ a. une douleur brève
- ☐ b. une apparition de manière soudaine
- ☒ c. une douleur rebelle
- ☐ d. c'est souvent un signal « d'alarme »
- ☐ e. une courte durée

219 – Dans les accidents vasculaires cérébraux ischémiques, parmi les causes des obstructions, on retrouve :

- ☒ a. la thrombose
- ☐ b. le diabète
- ☐ c. l'obésité
- ☒ d. l'athérosclérose
- ☐ e. la contraception orale

220 – Les signes cliniques de la maladie d'Alzheimer qui peuvent rendre difficile le lien social sont les suivants sauf un. Indiquez lequel.

- ☐ a. des difficultés de mémoire progressives
- ☐ b. des difficultés de langage
- ☐ c. des difficultés de reconnaissance d'objets ou de visages
- ☒ d. une diminution de l'acuité visuelle
- ☐ e. une perte d'autonomie

221 – Selon l'enquête Delphi réalisée dans le cadre du Plan pour l'amélioration de la qualité de vie des personnes atteintes de maladies chroniques (2007–2011), quel est le premier critère à prendre en compte pour les associations de patients ?

- ☒ a. développer l'intégration ou la réintégration des personnes malades chroniques dans la vie professionnelle
- ☐ b. former les professionnels médico-sociaux aux problèmes de maladie chronique

☐ c. la douleur
☐ d. développer les recherches
☐ e. éduquer les patients à mieux vivre au quotidien avec leur maladie

222 – Suite à un accident vasculaire cérébral, les troubles de la sensibilité provoquant des incapacités fonctionnelles sont de nature :

☐ a. épicritique
☒ b. chronique
☒ c. proprioceptive
☐ d. thermoalgique
☐ e. psychique

223 – L'évaluation comportementale de la douleur chez la personne âgée présentant des troubles de la communication verbale s'évalue par l'échelle :

☒ a. Algoplus
☐ b. EuroQol
☐ c. DEGR
☒ d. Doloplus
☐ e. Evendol

224 – Sur quels fondements législatifs repose le Plan pour l'amélioration de la qualité de vie des personnes atteintes de maladies chroniques (2007–2011) ?

☒ a. la loi du 9 août 2004 relative à la politique de santé publique
☐ b. la loi du 13 août 2004 portant réforme de l'Assurance maladie
☐ c. la loi du 11 février 2005 relative à l'égalité des droits et des chances, la participation et la citoyenneté des personnes handicapées
☐ d. la loi du 21 juillet 2009 portant réforme de l'hôpital et relative aux patients, à la santé et aux territoires
☐ e. la loi du 28 juillet 2011 tenant à améliorer le fonctionnement des Maisons départementales des personnes handicapées et portant diverses dispositions relatives à la politique du handicap.

225 – Quel professionnel de santé est l'intermédiaire entre les besoins d'adaptation de la personne et les exigences de la vie quotidienne ?

☐ a. le kinésithérapeute
☐ b. le psychomotricien
☒ c. l'ergothérapeute
☐ d. le psychologue
☐ e. l'ergonome

226 – À propos des facteurs de risque de la maladie rénale chronique, on retrouve :

☒ a. le diabète
☐ b. l'obésité
☐ c. l'hypertension tension artérielle
☐ d. la dyslipidémie
☒ e. les personnes âgées de plus de 60 ans

227 – Les paramètres à prendre en compte dans l'élaboration du projet de vie des personnes atteintes d'un handicap sont les suivants sauf un. Indiquez lequel.

☐ a. la réadaptation professionnelle
☒ b. le régime alimentaire
☐ c. la réinsertion sociale
☐ d. la vie familiale
☐ e. l'adaptation de l'habitat

228 – Quel professionnel ne peut pas intervenir en secteur libéral ?

☐ a. l'orthophoniste
☐ b. le psychologue
☐ c. le kinésithérapeute
☒ d. l'ergothérapeute
☒ e. l'assistante sociale

229 – Quelle est la localisation de la complication cutanée au cours d'une position assise prolongée ?

☐ a. le trochanter
☒ b. le sacrum
☐ c. l'occiput
☐ d. les ischions
☐ e. les talons

230 – À propos des symptômes cliniques de la maladie d'Alzheimer au stade 10, on retrouve :

☐ a. un syndrome aphaso-apraxo-agnosique
☐ b. des troubles moteurs
☒ c. une dépendance totale
☐ d. des troubles de la déglutition
☐ e. une incapacité de former de nouveaux souvenirs

231 – Selon le Fonds des Nations unies pour l'enfance (Unicef), la santé présente les caractéristiques suivantes sauf une. indiquez laquelle.

☐ a. la santé est l'absence de maladie
☐ b. elle dépend de la qualité des systèmes de santé
☐ c. elle dépend du travail et des revenus
☐ d. elle dépend de l'éducation
☒ e. elle dépend des droits et des libertés de la personne

232 – Dans la classification des handicaps, que désignent les restrictions de participation ?

☐ a. la perte des fonctions cognitives
☐ b. les activités interdites aux personnes atteintes d'un handicap
☒ c. les difficultés rencontrées dans la réalisation des activités de la vie quotidienne
☐ d. la perte de fonctionnement d'un organe
☐ e. la diminution des capacités de préhension

233 – Après un accident vasculaire cérébral, les perturbations accompagnant l'aphasie et qui peuvent rendre difficile une réinsertion socioprofessionnelle sont les suivantes sauf une. Indiquez laquelle.

- ☐ a. la perturbation de l'écriture
- ☐ b. la perturbation de la lecture
- ☐ c. une perturbation de la compréhension écrite
- ☒ d. une perturbation de l'audition
- ☐ e. une perturbation de la compréhension orale

234 – Selon la charte « Hôpital et Handicap » de 2002, le rôle de l'hôpital n'est pas de :

- ☐ a. répondre aux besoins de soins
- ☒ b. reconnaître les droits à la compensation
- ☐ c. favoriser le développement de nouvelles thérapeutiques
- ☐ d. réaffirmer les droits à l'information
- ☐ e. renforcer la continuité de la prise en charge de tous les acteurs du secteur sanitaire et médico-social

235 – Dans la maladie d'Alzheimer, les pertes des fonctions cognitives qui peuvent rendre difficile une activité professionnelle sont les suivantes sauf une. Indiquez laquelle.

- ☐ a. une atteinte des capacités de conceptualisation et de planification
- ☐ b. une atteinte de la mémoire explicite
- ☐ c. une atteinte de la mémoire sémantique
- ☒ d. une atteinte des maîtrises sphinctériennes
- ☐ e. une atteinte des gnosies

236 – Que peut mettre en place l'infirmier(ère) afin de prévenir le risque de surhandicap à l'hôpital ?

- ☒ a. utiliser des outils de communication alternative et augmentative
- ☐ b. ne pas modifier sa prise en charge
- ☒ c. singulariser le soin
- ☒ d. personnaliser l'environnement
- ☐ e. privilégier le lien avec les aidants naturels

237 – Les missions suivantes sont dévolues au Centre d'action médico-sociale précoce (CAMSP) sauf une. Indiquez laquelle.

- ☒ a. réaliser un dépistage des enfants de 0 à 6 ans présentant des déficits sensoriels, moteurs ou mentaux
- ☐ b. proposer une rééducation en vue d'une adaptation sociale et éducative
- ☐ c. exercer une guidance des familles dans les soins
- ☐ d. prodiguer des soins médicaux aux enfants âgés de 0 à 6 ans
- ☐ e. exercer des actions préventives spécialisées selon l'état de l'enfant

238 – En quoi le contexte de l'annonce pré- ou postnatale d'une maladie ou d'une malformation est-il difficile ?

- ☒ a. les parents sont confrontés à un enfant différent de ce qu'ils avaient imaginé
- ☒ b. les parents éprouvent un sentiment de culpabilité

- ☐ c. les conditions de l'annonce peuvent influer sur l'évolution de l'enfant
- ☐ d. selon la pathologie, le corps médical prend la décision d'interrompre légalement la grossesse
- ☐ e. les méthodes de diagnostic prénatal permettent de déceler toutes les anomalies

239 – L'approche systémique familiale peut être utilisée dans les situations suivantes sauf une. Indiquez laquelle.

- ☒ a. la prise en charge de maladies chroniques
- ☐ b. pour changer les représentations du handicap de la « personne-famille »
- ☐ c. pour la compréhension de pathologies psychiatriques
- ☐ d. pour la formation d'aidant naturel
- ☐ e. dans l'accompagnement de patients en fin de vie

240 – Le concept de systémie est :

- ☐ a. l'étude de ce qui est reconnu comme étant complexe
- ☐ b. une vision réductionniste d'un ensemble
- ☐ c. applicable à de nombreuses sciences
- ☒ d. un ensemble d'éléments en interaction dynamique
- ☒ e. un système organisé en fonction d'un but

241 – La Commission technique d'orientation et de reclassement professionnel (COTOREP) a été remplacée par :

- ☒ a. la Commission des droits et de l'autonomie des personnes handicapées (CDAPH)
- ☐ b. le Centre d'aide par le travail (CAT)
- ☐ c. l'Association pour la gestion des fonds pour l'insertion professionnelle des handicapés (AGEFIPH)
- ☐ d. la Prestation de compensation du handicap (PCH)
- ☐ e. le Revenu de solidarité active (RSA)

242 – À l'hôpital, la prise en charge inadaptée de la personne présentant un handicap peut avoir les conséquences suivantes sauf une. Indiquez laquelle.

- ☐ a. de l'agitation
- ☐ b. de la violence
- ☐ c. de l'anxiété
- ☒ d. une infection
- ☐ e. une insatisfaction du personnel

243 – Les dispositifs médicaux ou aides techniques suivants bénéficient d'une prise en charge complémentaire au titre de la prestation compensatoire du handicap (PCH) chez l'adulte handicapé sauf un. Indiquez lequel.

- ☐ a. le déambulateur
- ☐ b. le fauteuil roulant à propulsion par moteur électrique
- ☐ c. le lit médicalisé
- ☒ d. le dispositif pour synthèse vocale
- ☐ e. le coussin de positionnement

244 – La maladie d'Alzheimer est une maladie :

- [x] a. cérébrale dégénérative
- [x] b. d'évolution progressive
- [ ] c. de révélation brutale
- [x] d. affectant l'identité de la personne
- [x] e. impliquant des soins constants durant de nombreuses années

245 – La maladie d'Alzheimer se caractérise par :

- [ ] a. une altération des tissus conjonctifs
- [x] b. des modifications du tissu cérébral
- [x] c. une démyélinisation des fibres nerveuses
- [ ] d. une fibrose kystique
- [ ] e. une dégénérescence du cartilage osseux

246 – En France, la première cause de handicap est :

- [x] a. l'accident vasculaire cérébral
- [ ] b. la maladie d'Alzheimer
- [ ] c. l'insuffisance rénale
- [ ] d. le diabète de type 1
- [ ] e. l'obésité

247 – La notion de bien-être peut être considérée comme étant :

- [x] a. un facteur pouvant influencer la santé
- [ ] b. exclusivement objective
- [ ] c. une aisance matérielle qui permet une existence agréable
- [x] d. un état agréable résultant de la satisfaction des besoins du corps
- [x] e. variable selon le vécu de l'individu

248 – Après un accident vasculaire cérébral, les signes suivants d'un syndrome dysexécutif comportemental peuvent avoir un impact sur la vie personnelle sauf un. Indiquez lequel.

- [ ] a. la désinhibition
- [ ] b. le défaut de flexibilité mentale
- [x] c. l'apragmatisme
- [ ] d. l'apathie
- [ ] e. l'excitation

249 – Quels sont les objectifs de la consultation paramédicale d'annonce d'un diagnostic de cancer ?

- [ ] a. évaluer les incidences diététiques du traitement sur la vie du patient
- [ ] b. délivrer les ordonnances médicales
- [x] c. mettre en place précisément un suivi interdisciplinaire
- [x] d. reprendre avec le patient les informations reçues lors de la consultation médicale d'annonce
- [x] e. évaluer les incidences sociales et familiales de la maladie sur la vie du patient

250 – À propos des fonctions de la Maison départementale des personnes handicapées (MDPH), on retrouve :

☒ a. l'élaboration d'un plan personnalisé de compensation (PPC)
☒ b. l'octroi de l'allocation d'éducation de l'enfant handicapé (AEEH)
☒ c. l'élaboration d'un plan personnalisé de scolarisation (PPS)
☒ d. la reconnaissance de la qualité de travailleur handicapé
☒ e. l'octroi de cartes d'invalidité ou de priorité

251 – Quels peuvent être les troubles psychologiques et comportementaux des patients atteints de la maladie d'Alzheimer ?

☒ a. la dépression
☒ b. la festination
☐ c. l'hypertonie spastique
☐ d. les hallucinations
☒ e. l'apathie

252 – Quelles peuvent être les causes des handicaps physiques ?

☒ a. héréditaires
☒ b. accidentelles
☐ c. sociales
☒ d. congénitales
☒ e. dégénératives

253 – Quel déficit neurovisuel est observable après un accident vasculaire cérébral sylvien droit ?

☒ a. une hémianopsie latérale homonyme gauche
☐ b. une hémianopsie bilatérale
☐ c. une hémianopsie latérale homonyme droite
☐ d. une hémianopsie bitemporale
☐ e. une quadranopsie latérale homonyme

254 – Quel critère ne fait pas partie du 3ᵉ axe stratégique « Faciliter la vie quotidienne des malades » du Plan pour l'amélioration de la qualité de vie des personnes atteintes de maladies chroniques (2007–2011) ?

☒ a. diffuser auprès des patients des cartes individuelles d'information et de conseil
☐ b. permettre aux aidants de pratiquer certains gestes techniques indispensables à la vie quotidienne des malades
☐ c. étendre aux maladies chroniques les missions du correspondant handicap dans l'entreprise
☐ d. augmenter les possibilités de prise en charge à domicile et en appartement thérapeutique
☐ e. aider les parents handicapés ou atteints de maladies chroniques à s'occuper de leurs enfants

255 – Les complications de l'insuffisance rénale chronique sont les suivantes sauf une. Indiquez laquelle

- [ ] a. l'hyperkaliémie
- [ ] b. la carence en vitamine D
- [ ] c. l'hyperglycémie
- [ ] d. la dénutrition
- [x] e. les infections

256 – Quel trouble de la mémoire observable après un accident vasculaire cérébral peut être un frein à la reprise d'une activité professionnelle ?

- [ ] a. le trouble de la mémoire rétrograde
- [ ] b. le trouble de la mémoire antérograde
- [ ] c. le trouble de la mémoire de travail
- [x] d. le syndrome de Korsakoff
- [ ] e. la prosopagnosie

257 – À propos des caractéristiques et des conditions de délivrance de la carte d'invalidité :

- [x] a. elle est délivrée sur demande à toute personne dont le taux d'incapacité permanente est d'au moins 80 %
- [ ] b. la mention « cécité » est apposée sur la carte d'invalidité dès lors que la vision centrale est inférieure à un vingtième de la normale
- [ ] c. elle est payante
- [ ] d. elle donne droit à des réductions à la SNCF
- [x] e. elle donne la priorité d'accès aux places assises dans les transports en commun

258 – La loi pour l'égalité des droits et des chances, la participation et la citoyenneté des personnes handicapées est :

- [ ] a. la loi du 4 mars 2002
- [x] b. la loi du 11 février 2005
- [ ] c. la loi du 21 juillet 2009
- [ ] d. la loi du 31 décembre 1985
- [ ] e. la loi du 9 août 2004

259 – À propos des localisations des complications cutanées du décubitus dorsal, on retrouve :

- [x] a. les talons
- [x] b. le sacrum
- [ ] c. le trochanter
- [x] d. l'occiput
- [ ] e. les ischions

260 – Quels facteurs peuvent influencer les réactions des parents lors de l'annonce du handicap ?

- [x] a. la nature du handicap
- [x] b. la perte de l'enfant imaginé

☐ c. la cause du handicap
☐ d. le vécu de la grossesse
☒ e. le degré de handicap

261 – Parmi les missions du Comité de lutte contre la douleur, on retrouve :

☒ a. définir l'orientation de la prise en charge
☒ b. coordonner les actions de prise en charge de la douleur
☐ c. délivrer la brochure « Contrat d'engagement contre la douleur » aux patients
☒ d. aider au développement de la formation continue
☒ e. susciter des voies d'amélioration de la prise en charge

262 – Quels peuvent être les propositions de suivis pluridisciplinaires au cours de la consultation paramédicale d'annonce d'un diagnostic de cancer ?

☒ a. un suivi psychologique
☐ b. un suivi professionnel
☐ c. un suivi diététique
☐ d. un suivi socio-esthétique
☒ e. un suivi douleur

263 – Quelles sont les recommandations concernant la grossesse chez les femmes atteintes de sclérose en plaques ?

☐ a. il n'y a pas de contre-indication à la grossesse.
☐ b. il y a une contre-indication à la péridurale.
☒ c. il n'y a pas de contre-indication à la péridurale.
☒ d. il y a un arrêt des traitements de fond pendant l'allaitement.
☐ e. il n'y a pas d'arrêt des traitements de fond pendant la grossesse.

264 – Sur quels fondements législatifs s'appuie le Plan pour l'amélioration de la qualité de vie des personnes atteintes de maladies chroniques (2007–2011) ?

☐ a. la loi du 9 août 2004 relative à la politique de santé publique
☐ b. la loi du 21 juillet 2009 portant réforme de l'hôpital et relative aux patients, à la santé et aux territoires
☐ c. la loi du 13 août 2004 relative à l'Assurance maladie
☐ d. la loi du 11 février 2005 relative à l'égalité des droits et des chances, la participation et la citoyenneté des personnes handicapées
☒ e. la loi du 4 mars 2002 relative aux droits des malades et à la qualité du système de santé

265 – Selon l'Assurance maladie, quelles pathologies présentent la plus forte croissance annuelle en matière de prise en charge d'affection de longue durée ?

☐ a. la sclérose en plaques
☒ b. le diabète
☐ c. la spondylarthrite ankylosante
☐ d. les insuffisances médullaires
☐ e. l'épilepsie et les affections neuromusculaires

■ 266 – Le concept de maladie se définit à la fois biologiquement et socialement par les éléments suivants sauf un. Indiquez lequel.

☐ a. la maladie est une réalité complexe
☐ b. le concept de maladie élabore des normes
☐ c. le concept de maladie véhicule des croyances
☐ d. le concept de maladie a le même sens pour le patient que pour le médecin
☐ e. le concept de maladie n'est pas identique d'un médecin à un autre

■ 267 – Par modification de l'arrêté du 27 mai 1999, quels actes techniques indispensables à la vie de certains malades peuvent être réalisés par les « aidants » dans le cadre d'une formation spécifique ?

☐ a. le prélèvement sanguin périphérique
☐ b. les aspirations nasopharyngées
☐ c. le renouvellement d'ordonnance
☐ d. le prélèvement sanguin sur cathéter central
☐ e. le sondage vésical

■ 268 – Selon la Classification internationale du fonctionnement, du handicap et de la santé publiée en 2001 par l'OMS, quelles sont les trois dimensions qui permettent de mesurer le handicap ?

☐ a. la déficience
☐ b. la limitation des capacités motrices
☐ c. la limitation d'activité
☐ d. les restrictions de la personne
☐ e. les restrictions sociales

■ 269 – À propos des causes de l'accident vasculaire cérébral, on retrouve :

☐ a. l'hémorragie
☐ b. l'hypoxie
☐ c. l'ischémie
☐ d. la démyélinisation
☐ e. la fibrose

■ 270 – Les aides suivantes permettent à la personne atteinte de handicap de mettre en place un projet de vie sauf une. Indiquez laquelle.

☐ a. l'adaptation des transports en commun
☐ b. le télétravail
☐ c. le fauteuil roulant
☐ d. la synthèse vocale
☐ e. aucune proposition

■ 271 – Les dimensions prises en compte par le concept de soin sont les suivantes sauf une. Indiquez laquelle.

☐ a. les activités d'accompagnement et d'entretien des processus vitaux de la naissance à la mort
☐ b. les soins de traitements et de réparations
☐ c. assister une personne en intégrant l'analyse de son environnement

- ☐ d. suppléer sans discernement aux activités de la vie quotidienne
- ☐ e. prévenir les risques liés à certaines activités de la vie

■ 272 – Parmi les moyens ou aides techniques relevant de la domotique, on inclut :

- ☐ a. le fauteuil roulant
- ☐ b. le lève-malade électrique
- ☐ c. l'ouverture et la fermeture automatique des volets
- ☐ d. le système d'appel d'urgence
- ☐ e. le contrôle automatique de l'éclairage par détection de présence

■ 273 – Quel est le coût annuel de la prise en charge des 10 millions de personnes qui bénéficient du régime d'affection de longue durée ?

- ☐ a. 25 milliards d'euros
- ☐ b. 58 milliards d'euros
- ☐ c. 84 milliards d'euros
- ☐ d. 100 milliards d'euros
- ☐ e. 115 milliards d'euros

■ 274 – Quelles peuvent être les plus-values de la mise en place d'une éducation thérapeutique du patient (ETP) chez un patient atteint d'une maladie chronique ?

- ☐ a. l'augmentation des hospitalisations
- ☐ b. la responsabilisation du patient dans la prise en charge de sa maladie
- ☐ c. la diminution des dépenses de santé
- ☐ d. le développement des compétences d'autosoins
- ☐ e. la baisse de l'observance thérapeutique

■ 275 – Quelles sont les principales avancées de la loi du 11 février 2005 pour l'égalité des droits et des chances, la participation et la citoyenneté des personnes handicapées ?

- ☐ a. mise en place des Maisons départementales des personnes handicapées (MDPH)
- ☐ b. instauration de la coordination et de l'organisation du parcours de soins personnalisé pour les maladies chroniques
- ☐ c. mise en place du dispositif du médecin traitant
- ☐ d. mise en place du dispositif du dossier médical personnel
- ☐ e. intégration des conséquences des maladies chroniques dans la définition du handicap

■ 276 – Quel établissement adapté n'est pas un lieu d'accueil pour les enfants ?

- ☐ a. Maison d'accueil spécialisée (MAS)
- ☐ b. Institut médico-éducatif (IME)
- ☐ c. Institut thérapeutique, éducatif et pédagogique (ITEP)
- ☐ d. Institut d'éducation motrice (IEM)
- ☐ e. Centre d'accueil familial spécialisé (CAFS)

277 – Parmi les facteurs favorisants des complications cutanées chez la personne handicapée, on retrouve :

☐ a. la thrombose veineuse profonde
☐ b. l'état nutritionnel
☐ c. l'incontinence fécale
☐ d. le diabète
☐ e. la rétention urinaire

278 – Quel déficit moteur observable dans l'accident vasculaire cérébral sylvien droit peut gêner la réalisation des activités courantes ?

☐ a. une paraplégie
☐ b. un syndrome pyramidal gauche
☐ c. une tétraplégie
☐ d. une hémiparésie du membre inférieur droit
☐ e. une hémiplégie de la face droite

279 – Au décours de la consultation d'annonce du handicap, la famille du patient :

☐ a. n'est pas une source d'information
☐ b. ne doit pas être impliquée dans les décisions qui concernent le patient
☐ c. est un acteur du processus de soins
☐ d. n'apporte aucun élément pertinent pour élaborer le programme de soins
☐ e. n'a pas de lien avec le projet de vie du patient

280 – Les conséquences de la maladie chronique sur la vie quotidienne sont :

☐ a. une difficulté du suivi de la scolarité
☐ b. un risque de perte d'emploi par inadaptation au poste de travail
☐ c. dépendantes de la capacité du patient de faire face à la maladie
☐ d. un refus d'emprunt
☐ e. liées à une perte de volonté du patient

281 – Quels sont les axes stratégiques du Plan pour l'amélioration de la qualité de vie des personnes atteintes de maladies chroniques (2007–2011) ?

☐ a. mieux connaître sa maladie pour mieux la gérer
☐ b. permettre à chacun d'exprimer à l'avance ses souhaits concernant l'organisation de sa fin de vie
☐ c. élargir la médecine de soins à la prévention
☐ d. faciliter la vie quotidienne des malades
☐ e. mieux connaître les besoins

282 – Parmi les critères qui rendent difficile l'évaluation de la qualité de vie, on retrouve :

☐ a. un phénomène multidimensionnel
☐ b. un phénomène subjectif
☐ c. un phénomène objectif
☐ d. un phénomène global
☐ e. un phénomène dynamique

283 – Dans l'accident vasculaire cérébral sylvien droit, le déficit moteur entraînant une limitation des actes de la vie quotidienne est :

- ☐ a. controlatéral à la lésion
- ☐ b. une hémiparésie du membre inférieur gauche
- ☐ c. une hémiparésie du membre supérieur droit
- ☐ d. une hémiparésie du membre supérieur gauche
- ☐ e. une hémiparésie de l'hémiface gauche

284 – Hormis les Maisons départementales des personnes handicapées (MDPH), quels sont les lieux pouvant apporter des informations utiles aux personnes atteintes de handicap ?

- ☐ a. la mairie
- ☐ b. la presse spécialisée
- ☐ c. l'inspection académique
- ☐ d. le Centre communal d'action sociale (CCAS)
- ☐ e. la Direction départementale et la Direction régionale du travail, de l'emploi et de la formation professionnelle (DDTEFP et DRTEFP)

285 – Parmi les facteurs extrinsèques pouvant influencer la santé, on retrouve :

- ☐ a. le climat
- ☐ b. l'organisation du système de santé
- ☐ c. le poids
- ☐ d. l'éducation
- ☐ e. les croyances

286 – Quels couples ont un risque plus élevé que d'autres d'avoir un enfant handicapé ou souffrant d'une malformation ?

- ☐ a. s'ils sont eux-mêmes atteints d'un handicap mental ou d'une malformation
- ☐ b. en cas de consanguinité parentale
- ☐ c. si la maman a déjà fait une fausse couche
- ☐ d. si la maman est primipare
- ☐ e. si les parents font partie d'une communauté ethnique particulière

287 – Quelles peuvent être les conséquences sociales et familiales de l'annonce d'un diagnostic de déficience chez l'enfant ?

- ☐ a. le renoncement à de nombreux projets de vie
- ☐ b. des difficultés de dialogue dans le couple
- ☐ c. le repli familial
- ☐ d. la mise en place de mécanismes de défense
- ☐ e. l'absence de soutien voire le rejet des proches

288 – L'annonce de diagnostic de handicap peut être complexe pour le professionnel de santé pour les raisons suivantes sauf une. Indiquez laquelle.

- ☐ a. le manque de formation
- ☐ b. la confrontation à ses propres représentations du handicap

☐ c. la connaissance des multiples obstacles et épreuves que cela suppose dans la société
☐ d. la connaissance du syndrome psychologique de sidération lié à l'annonce au patient et/ou sa famille
☐ e. la difficulté d'avouer « ne pas tout savoir » sur les syndromes les plus rares

■ 289 – Les maladies chroniques se caractérisent le plus souvent par :
☐ a. leur durée
☐ b. l'ampleur de leurs répercussions sur la vie quotidienne
☐ c. le maintien de la vie affective et familiale
☐ d. des douleurs chroniques
☐ e. le bouleversement de la vie sociale et professionnelle

■ 290 – Quels sont les risques liés au syndrome d'immobilité après un accident vasculaire cérébral ?
☐ a. une diarrhée
☐ b. un fécalome
☐ c. une thrombose veineuse profonde
☐ d. une stase urinaire
☐ e. une altération de l'appareil respiratoire

■ 291 – Lors de l'annonce du handicap postnatal, les conséquences du manque d'attribution de confiance quant aux capacités de l'enfant sont les suivantes sauf une. Indiquez laquelle.
☐ a. un désinvestissement thérapeutique
☐ b. une attitude surprotectrice
☐ c. des difficultés pour les parents d'entrevoir les progrès accomplis par l'enfant
☐ d. une difficulté pour l'enfant d'entreprendre une séparation psychologique
☐ e. une difficulté à l'âge adulte de défendre ses propres projets de vie

■ 292 – Quels signes pouvons-nous observer dans les troubles du langage après un accident vasculaire cérébral ?
☐ a. une aphasie
☐ b. une apraxie
☐ c. une agnosie
☐ d. un syndrome frontal
☐ e. une hémínégligence

■ 293– Le modèle holistique considère la maladie comme :
☐ a. exogène
☐ b. fonctionnelle
☐ c. endogène
☐ d. ontologique
☐ e. bénéfique

■ 294 – Quelle échelle d'évaluation peut-on utiliser pour évaluer le risque d'escarre ?

☐ a. l'échelle de Nottingham
☐ b. l'échelle de Duke
☐ c. l'échelle de Norton
☐ d. l'échelle EuroQol
☐ e. l'échelle PQVS

■ 295 – Quels moyens peuvent être utilisés par l'équipe pluridisciplinaire dans l'approche systémique ?

☐ a. familiariser les membres de la famille avec le contexte hospitalier
☐ b. faire fi des normes et des valeurs de la famille
☐ c. utiliser la famille comme source d'informations
☐ d. faire participer la famille aux soins
☐ e. orienter la famille vers des associations

■ 296 – L'annonce du handicap peut être comparable au processus de deuil décrit par Elisabeth Kübler-Ross avec les éléments suivants sauf un. Indiquez lequel.

☐ a. c'est la perte de l'enfant imaginé
☐ b. la négation peut mener à la fuite sociale
☐ c. les réactions émotionnelles s'expriment dans un ordre précis
☐ d. la colère est un effort d'assimilation de l'annonce sur le plan psychique
☐ e. la dépression peut être liée au sentiment d'impuissance

■ 297 – Quelles sont les conséquences de la maladie chronique sur la qualité de vie ?

☐ a. difficulté du suivi de la scolarité ou d'une formation
☐ b. risque de perte d'emploi par inadaptation au poste de travail
☐ c. refus d'assurance ou de prêt
☐ d. un risque d'invalidité
☐ e. limitation de la pratique du sport ou autres activités nécessaires à l'équilibre personnel

■ 298 – Quelles sont les spécificités de l'annonce prénatale d'une maladie ou d'une malformation ?

☐ a. certains parents ne souhaitent pas connaître à l'avance les anomalies dont pourrait être porteur leur enfant.
☐ b. tous les parents veulent être informés afin de mieux accueillir l'enfant à la naissance.
☐ c. tous les parents expriment d'emblée le souhait d'interrompre la grossesse en cas d'anomalie.
☐ d. en l'absence d'antécédents particuliers, la probabilité de découvrir une anomalie chez un enfant à naître est faible.
☐ e. en cas d'antécédents familiaux, il est proposé une consultation médicale de conseil génétique préalable à la grossesse.

299 – Quels sont les points importants qui émergent de la circulaire n° 2002-269 du 18 avril 2002 relative à l'accompagnement des parents et à l'accueil de l'enfant lors de l'annonce pré- et postnatale d'une maladie ou d'une malformation ?

☐ a. les conditions de l'annonce n'influent pas sur l'évolution de l'enfant
☐ b. il est nécessaire d'accompagner la fratrie après l'annonce
☐ c. le père doit bénéficier du même soutien que la mère, de même que les frères et sœurs et les grands-parents
☐ d. la formation des professionnels favorise une culture commune de prise en charge
☐ e. la présence de l'enfant lors de l'annonce permet de créer un lien singulier avec les parents

300 – Que peut mettre en place l'équipe pluridisciplinaire à l'annonce prénatale d'une anomalie ou d'une malformation ?

☐ a. s'il y a suspicion d'anomalie chromosomique, des analyses cytogénétiques seront prescrites pour infirmer ou confirmer le diagnostic
☐ b. il est important de parler d'emblée de handicap
☐ c. l'équipe adopte une attitude humaine et sincère
☐ d. ne pas maintenir de lien avec le médecin qui fait l'annonce
☐ e. proposer aux parents de compléter leur information auprès d'associations de parents d'enfants handicapés

301 – Dans la maladie d'Alzheimer, la famille est :

☐ a. une source d'information
☐ b. impliquée dans les décisions qui concernent le patient
☐ c. un acteur du processus de soin
☐ d. un handicap
☐ e. un soutien

302 – Les aides à domicile :

☐ a. font partie intégrante du droit à la compensation
☐ b. ne peuvent pas être subventionnées dans le cadre du Plan de compensation du handicap
☐ c. intègrent les aides humaines
☐ d. intègrent les aides techniques
☐ e. intègrent les aides animalières

Réponses aux QCM

216 – a. – b. – d. – e.
217 – a. – d.
218 – c.
219 – a. – d.
220 – d.
221 – c.
222 – a. – c. – d.
223 – d.
224 – a. – b. – c. Le plan d'amélioration de la qualité de vie des personnes atteintes de maladies chroniques s'appuie sur les fondements législatifs suivants : la loi du 9 août 2004 qui définit 100 objectifs quantifiés à atteindre dans les 5 ans, dont 49 concernent des maladies chroniques. Le présent plan est l'un des cinq prévus par cette loi ; la loi du 13 août 2004 qui instaure la coordination et l'organisation du parcours de soins personnalisé pour les maladies chroniques, avec la mise en place du dispositif du médecin traitant et du dossier médical personnel ; et la loi du 11 février 2005 qui intègre les conséquences des maladies chroniques dans la définition du handicap. Cette loi crée, avec la mise en place des Maisons départementales du handicap, les conditions d'une prise en charge de proximité des malades chroniques avec limitation de leur autonomie.
225 – c.
226 – a. – c. – d. – e.
227 – b.
228 – e.
229 – d.
230 – a. – b. – c. – d.
231 – a.
232 – c.
233 – d.
234 – b.
235 – d.
236 – a. – c. – d. – e.
237 – d.
238 – a. – b. – c.
239 – b.
240 – a. – c. – d. – e.
241 – a.
242 – d.
243 – d.
244 – a. – b. – d. – e.
245 – b.
246 – a.

247 – a. – c. – d. – e.
248 – b.
249 – a. – c. – d. – e.
250 – a. – c. – d. – e.
251 – a. – d. – e.
252 – a. – b. – d. – e.
253 – a.
254 – a.
255 – c.
256 – d.
257 – a. – b. – d. – e.
258 – b.
259 – a. – b. – d.
260 – a. – b. – c. – d. – e.
261 – a. – b. – d. – e.
262 – a. – c. – d. – e.
263 – a. – c. – d.
264 – a. – c. – d.
265 – d.
266 – d.
267 – b. – e.
268 – a. – c. – d.
269 – a. – c.
270 – e.
271 – d.
272 – b. – c. – d. – e.
273 – d.
274 – b. – c. – d.
275 – a. – e.
276 – a.
277 – b. – c. – d.
278 – b.
279 – c.
280 – a. – b. – d.
281 – a. – c. – d. – e.
282 – a. – b. – d. – e.
283 – c.
824 – a. – b. – c. – d. – e.
285 – a. – b. – d. – e.
286 – d.
287 – a. – b. – c. – e.

288 – d.
289 – a. – b. – d. – e.
290 – b. – c. – d. – e.
291 – a.
292 – a. – d.
293 – b. – c. – e.
294 – c.
295 – a. – c. – d. – e.
296 – c.
297 – a. – b. – c. – e.
298 – a. – d. – e.
299 – b. – c. – d. – e.
300 – a. – c. – e.
301 – a. – c. – e.
302 – a. – c. – d. – e.

Entraînez-vous avec des QROC

303 – Identifiez les quatre priorités définies dans le cadre du Plan national d'amélioration de la prise en charge de la douleur 2006–2010.

....
....
....
....
....

304 – Nommez les trois grandes classes de la douleur, puis identifiez la cause et le mécanisme qui sont à l'origine de chacune de ces classes.

....
....
....
....
....

305 – Formulez les avantages de l'utilisation méthodologique de l'évaluation de la douleur et du soulagement en pratique courante.

....
....
....
....
....

■ **306 – Identifiez les conséquences de la douleur chronique sur la vie quotidienne.**

....

....

....

....

....

■ **307 – Dans une approche pluridimensionnelle de la douleur, identifiez quatre composantes à prendre en compte pour une évaluation de qualité.**

....

....

....

....

....

■ **308 – Définissez l'approche systémique dans la prise en charge du handicap.**

....

....

....

....

....

■ **309 – Expliquez les intérêts des processus de rééducation, réadaptation et réinsertion pour les personnes atteintes de handicap.**

....

....

....

....

....

■ **310 – Après un accident vasculaire cérébral, les déficiences neurologiques peuvent engendrer de nombreux troubles. Citez au moins cinq de ces troubles pouvant avoir une incidence sur la qualité de vie.**

....

....

....

....

....

■ **311 – Indiquez en quoi la représentation du handicap à travers la Classification internationale du handicap (CIH) est critiquable.**

....

....

....

....

....

■ 312 – Expliquez les termes suivants selon la Classification internationale du fonctionnement, du handicap et de la santé (2001) : déficiences, limitation d'activité, restriction de participation et facteurs environnementaux.

....

....

....

....

....

■ 313 – Estimez l'intérêt et l'utilité de l'évaluation de la qualité de vie dans les soins.

....

....

....

....

....

■ 314 – Citez six facteurs qui peuvent influencer l'état de santé de la personne et donnez un exemple pour chacun de ces facteurs.

....

....

....

....

....

■ 315 – Dans une approche multidimensionnelle, expliquez les finalités du soin.

....

....

....

....

....

■ 316 – Décrivez les conditions favorables pour la mise en place d'une annonce de diagnostic de handicap chez l'enfant.

....

....

....

....

....

Réponses aux QROC

303

Les quatre priorités définies par le plan sont :

- « améliorer la prise en charge des douleurs des populations les plus vulnérables, notamment des enfants et des adolescents, des personnes polyhandicapées, des personnes âgées et en fin de vie ;
- améliorer la formation pratique initiale et continue des professionnels de santé pour mieux prendre en compte la douleur des patients ;
- améliorer les modalités de traitement médicamenteux et d'utilisation des méthodes non pharmacologiques pour une prise en charge de qualité ;
- structurer la filière de soins de la douleur, en particulier celle de la prise en charge des douleurs chroniques dites rebelles, pour rendre plus efficace le dispositif. »

304

Les trois grandes classes de la douleur sont la douleur nociceptive, la douleur neuropathique et la douleur psychogène.

La **douleur nociceptive** se produit en cas d'excès de stimulations nociceptives à la périphérie. De ce fait, les mécanismes de contrôle de la douleur se retrouvent submergés. Ce type de douleur est souvent lié à l'infiltration tumorale des différents tissus et organes. La douleur nociceptive reste localisée au territoire atteint.

La **douleur neuropathique**, également appelée douleur neurogène, est différente. Il s'agit d'une atteinte nerveuse par compression. Ainsi, la douleur est provoquée par une lésion des fibres sensitives. La douleur neuropathique associe souvent des sensations continues à type de brûlure et/ou de décharge électrique, accompagnées de troubles de la sensibilité (l'effleurement de la peau, notamment, peut déclencher la douleur ou l'aggraver). Il peut également s'agir d'une atteinte des nerfs périphériques observée dans certains dysfonctionnements métaboliques (diabète, carence nutritionnelle) ou toxiques (alcool), des infections (zona, herpès, sida), une amputation (membre fantôme), des compressions nerveuses, une lésion d'un nerf ou des pathologies cancéreuses. Une atteinte du cerveau et de la moelle épinière peut elle aussi provoquer ce type de douleur, notamment dans les cas de lésions traumatiques, démyélinisantes, ischémiques (accidents vasculaires cérébraux) ou inflammatoires (sclérose en plaques).

Enfin, la **douleur psychogène** est importante à mentionner car tous ces types de douleurs sont souvent concomitants, et il peut être difficile de reconnaître l'impact des différents mécanismes les uns sur les autres. Dans le cas d'une douleur psychogène, aucune lésion tissulaire et aucune lésion nerveuse ne sont retrouvées.

305

Disposer d'une méthode d'évaluation de la douleur et du soulagement présente de nombreux avantages en pratique courante :

- identifier systématiquement les patients présentant une douleur ;
- améliorer la qualité de la relation soignant–soigné en montrant au patient que l'on prend objectivement en compte sa douleur ;

- faciliter les prises de décision de traitements symptomatiques analgésiques adaptés à l'intensité et la qualité de la douleur ;
- permettre aux soignants d'utiliser des critères communs, favorables à des prises de décision homogènes ;
- permettre la transmission d'informations fiables entre les soignants et le patient ;
- garder une traçabilité des données, actions et résultats obtenus.

306

Les conséquences de la douleur chronique sur la vie quotidienne sont multiples. Par ailleurs, plus la douleur se prolonge, plus elle perturbe la vie de tous les jours et l'importance de cette douleur n'est pas seulement liée à son intensité. En effet, une douleur légère peut devenir insupportable si elle est à l'origine d'un handicap ou d'une difficulté pour effectuer les actes de la vie quotidienne. Elle peut avoir un impact sur l'appétit, le sommeil, l'humeur, les relations sociales, le travail, les capacités motrices ou encore la capacité de faire des projets. Les conséquences peuvent être la fatigue, l'isolement, la réduction des activités professionnelles et/ou la limitation des déplacements.

307

Dans une approche pluridimensionnelle de la douleur, les quatre composantes à prendre en compte pour évaluer la qualité de vie sont la composante sensori-discriminative, la composante effective et psychique, la composante cognitive et enfin la composante comportementale.
La composante sensori-discriminative correspond aux mécanismes de détection et d'analyse du stimulus nociceptif. La composante affective et psychique coïncide avec la perception de la douleur modulée par l'anxiété ou la dépression. La composante cognitive se réfère quant à elle à la mémoire, au vécu, aux phénomènes d'attention et/ou d'interprétation. Enfin, la composante comportementale équivaut aux manifestations observables : verbales (plaintes, gémissements), motrices (postures, attitudes antalgiques) et végétatives (sueurs notamment).

308

L'approche systémique est une méthode, une pratique, une manière d'entrer dans la complexité. C'est un ensemble d'éléments en interaction dynamique, organisé en fonction d'un but. L'application du concept de systémie dans la prise en charge du handicap permet de mettre en interaction et/ou interrelation dynamique différents systèmes (médico-social, sanitaire et social, physique, environnement de travail, lien social). Cette prise en charge est complexe car elle est influencée par les intentions du patient et de l'entourage (famille, amis, employeur, Maison départementale des personnes handicapées).

309

Pour les personnes atteintes de handicap, la rééducation fonctionnelle a pour but de réduire les déficiences et incapacités. La réadaptation vise à aider les personnes à s'adapter et stabiliser les déficiences et incapacités pour une meilleure adaptation fonctionnelle (optimisation des potentialités restantes) et psychologique (travail de deuil, projet de vie). Enfin, la réinsertion est l'ensemble des mesures médico-sociales favorisant le retour dans la société (famille, groupe social, milieu professionnel).

310

Au cours d'un accident vasculaire cérébral, l'obstruction ou la rupture d'un vaisseau transportant le sang vers le cerveau va provoquer un manque d'apport en oxygène mettant ainsi en danger le fonctionnement d'une ou de plusieurs zones cérébrales. Les troubles neurologiques observables et ayant une incidence sur la qualité de vie des patients sont les troubles moteurs, les troubles sensitifs, les troubles de l'équilibre, les troubles neurovisuels, les troubles du langage et neuropsychologiques ou encore les troubles comportementaux.

311

La CIH propose un schéma de production du handicap très médical. Elle est fondée sur le modèle biomédical centré sur l'individu avec une causalité linéaire (déficience → incapacité → désavantage), et offre peu de description du désavantage. Elle apporte ainsi une évaluation négative pouvant conduire à une stigmatisation du handicap. De plus, celle-ci a un rôle néfaste dans le processus de réinsertion, avec l'absence d'évaluation des facteurs environnementaux.

312

Selon le modèle de la Classification internationale du fonctionnement, du handicap et de la santé établi par l'Organisation mondiale de la santé (http://www.who.int/mediacentre/factsheets/fs352/fr/) :

- « les **déficiences** désignent des altérations dans la fonction organique ou la structure anatomique ;
- les **limitations** d'activité désignent les difficultés rencontrées dans l'exécution de certaines tâches ;
- la **restriction de participation** désigne les problèmes que peut rencontrer une personne en s'impliquant dans une situation de vie réelle ;
- les **facteurs environnementaux** désignent l'environnement physique, social et attitudinal dans lequel les gens vivent et mènent leur vie. Ils peuvent être jugés comme facilitateurs, des obstacles au fonctionnement ou des facteurs d'incapacités. »

313

L'évaluation de la qualité de vie permet d'avoir des informations sur l'expérience de la maladie que vit le patient, de comprendre comment les symptômes de la maladie, le traitement et les effets secondaires affectent les dimensions émotives, spirituelles et sociales du patient, de contribuer à une meilleure gestion de la toxicité générée par les traitements, d'apporter des éléments qualitatifs aux prises de décision. Dans une perspective d'optimisation du confort du patient, l'évaluation de la qualité de vie permet de prendre en compte de manière prioritaire le principe d'autonomie dans les décisions thérapeutiques par une approche qualitative du soin.

■ 314

Les facteurs qui influencent l'état de santé de la personne sont :

- sanitaires : connaissances médicales (avancées technologiques comme l'imagerie par résonance magnétique [IRM]), accès aux soins, organisation du système de santé ;
- politiques : législation (par exemple la loi n° 2005-370 du 22 avril 2005 relative aux droits des malades et à la fin de vie), planification économique et sociale ;
- socio-économiques : urbanisation, logement, emploi, qualité de l'habitat ;
- psychoculturels : scolarisation, cultures, croyances, traditions ;
- démographiques : âge de la population, migrations, planification familiale ;
- géographiques : climats, richesses naturelles.

■ 315

Dans une approche multidimensionnelle, les finalités du soin sont multiples. Tout d'abord, l'approche holistique permet d'assurer en permanence les grandes fonctions essentielles à la vie de la naissance à la mort que sont les besoins biologiques, psycho-intellectuels, psycho-émotionnels, affectifs et spirituels de l'être humain. De plus, elle favorise l'éducation des personnes pour une meilleure gestion de leur santé par elles-mêmes et permet de prévenir les risques liés à certaines activités de la vie. Elle permet également de traiter la maladie quand elle survient et de prévenir les risques qui lui sont reliés (complications, séquelles et handicaps). Enfin, l'approche holistique contribue à la réhabilitation et la réinsertion dans la vie sociale, familiale et professionnelle après la phase aiguë de la maladie ou après l'installation d'un handicap.

■ 316

L'annonce doit être réalisée dans un lieu calme, accueillant et adapté au nombre de personnes qui seront présentes. La présence des deux parents est indispensable. Un temps suffisant (1 heure–1 heure 30) doit être prévu afin d'être disponible. La présence d'autres professionnels spécialisés est souhaitable (psychologue, assistante sociale, ergothérapeute, etc.). Informer en utilisant un vocabulaire compréhensible (éviter le « jargon » médical) et, si cela est possible, disposer de documentation visuelle pour aider la famille et l'enfant à comprendre le handicap. Privilégier la place de l'enfant au cours de l'entretien, s'adresser directement à l'enfant et valoriser ses capacités, et reconnaître les parents dans leurs compétences. Être à l'écoute des besoins et des attentes des parents et de l'enfant. Enfin, mettre en place un accompagnement sur le long terme.

Entraînez-vous avec des schémas

■ 317 – En vous appuyant sur vos connaissances, replacez les mots suivants : désavantage, maladie, facteurs personnels, activités, déficience sur la figure 4.1.

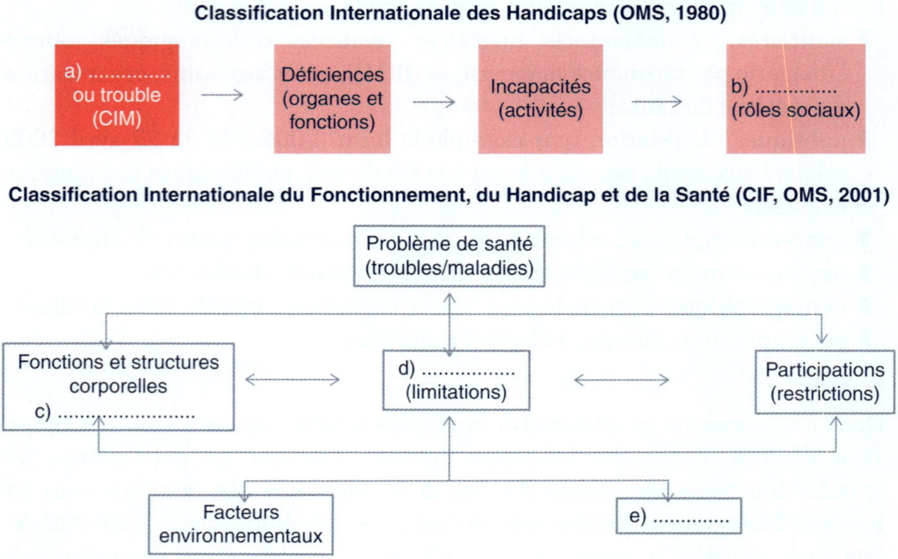

■ 318 – En vous appuyant sur vos connaissances, déterminez les concepts de base de la systémique en complétant la figure 4.2.

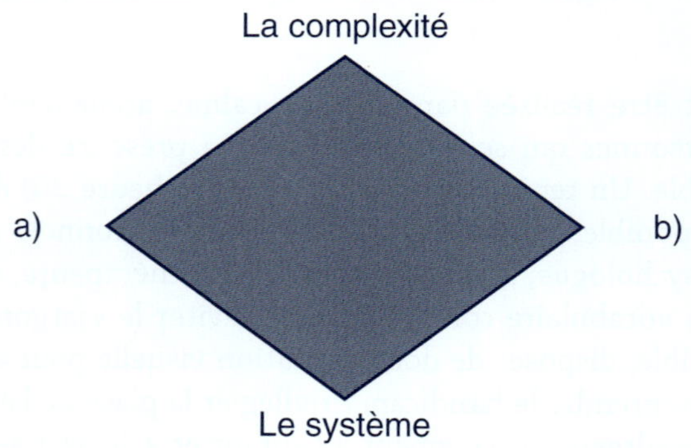

■ 319 – En vous appuyant sur la définition de la domotique ainsi que sur vos connaissances, replacez les mots suivants : améliorer, lutter, isolement, dépendantes, handicap sur la figure 4.3.

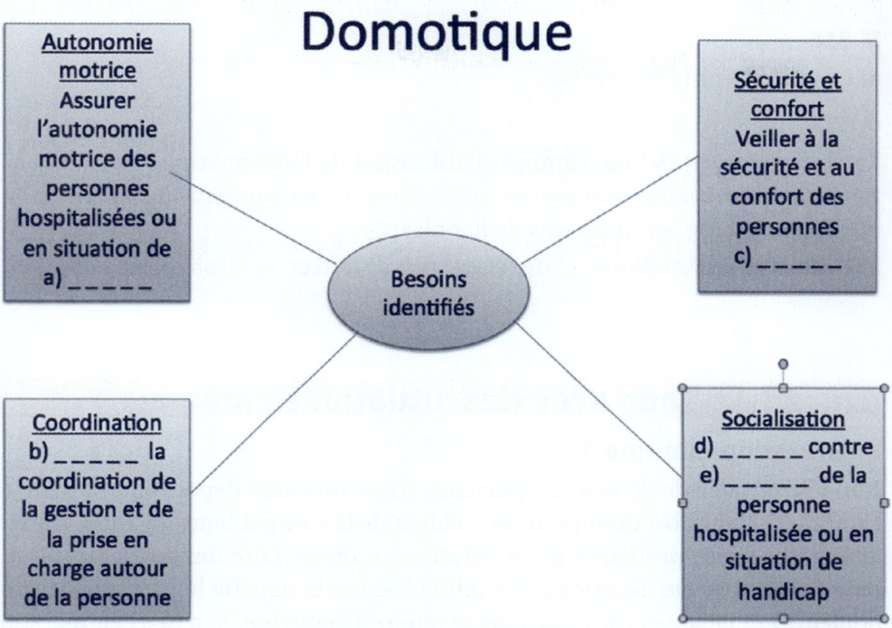

Réponses aux schémas

■ 317

a) Maladie. b) Désavantages. c) Déficience. d) Activités. e) Facteurs personnels.

■ 318

a) La globalité. b) L'interaction.

■ 319

La domotique est définie comme « l'utilisation de l'informatique à des fins de fonctionnement automatique des accessoires de maison pour pallier les incapacités et réduire les situations de handicap ».

a) Handicap. b) Améliorer. c) dépendantes. d) Lutter. e) l'isolement.

Entraînez-vous avec des situations cliniques

▶ Situation clinique 1

Mme Rose, âgée de 30 ans, est porteuse d'une prothèse depuis 6 mois suite à l'amputation du tibia droit pour un accident de la voie publique. Avant son accident, Mme Rose pratiquait de la natation et aimait faire des sorties avec ses amies. Elle éprouve désormais des difficultés car la marche lui occasionne des douleurs et, par gêne, elle n'ose plus se rendre à la piscine. Son mari vit mal son handicap et le couple est pris en charge par un psychologue. Elle est titulaire d'un diplôme d'agent spécialisé des écoles maternelles depuis 5 ans, mais travaille désormais en tant qu'agent d'accueil à la Préfecture à temps partiel (75 %) après avoir obtenu la RQTH (reconnaissance de la qualité de travailleur handicapé).

■ 320 a – Déterminez les répercussions du handicap sur la qualité de vie de Mme Rose.

....

....

....

....

....

....

....

....

....

....

■ b – Expliquez quel est l'intérêt de la mesure de la qualité de vie de Mme Rose.

....

....

....

....

....

....

....

....

....

....

▶ Situation clinique 2

Lors d'un rendez-vous chez un psychologue, Mme Peuplier apprend que son fils Charles âgé de 6 ans est atteint du syndrome d'Asperger. L'annonce du diagnostic a été réalisée sans l'enfant et sans son père. De retour au domicile, Mme Peuplier, très désemparée, appelle son médecin traitant afin d'avoir de plus amples informations sur la pathologie de son fils car elle n'a pas très bien compris les explications données par le psychologue. De plus, elle est très inquiète car celui-ci lui a laissé entendre que Charles ne pourrait pas suivre une scolarité normale ni avoir un métier lorsqu'il serait adulte. Très attentif lors de l'appel de Mme Peuplier, le médecin traitant lui propose un rendez-vous le jour même.

■ **321 a – Nommez le texte législatif traitant des enjeux qui entourent l'annonce prénatale ou postnatale d'une anomalie.**

....

....

....

....

....

....

....

....

....

....

■ **b – Expliquez les éléments et les questionnements qui ont présidé à la rédaction de ce texte.**

....

....

....

....

....

....

....

....

....

....

■ c – Au regard de l'annonce faite à Mme Peuplier, expliquez en quoi les recommandations de ce texte ne sont pas respectées.

....

....

....

....

....

....

....

....

....

....

■ d – Face au désarroi de Mme Peuplier, déterminez l'impact psychologique de l'annonce du handicap de son fils.

....

....

....

....

....

....

....

....

....

....

▶ Situation clinique 3

Émilie, jeune fille de 12 ans, est admise en service de pédiatrie pour douleurs abdominales et hyperthermie. Infirme moteur cérébral, Émilie souffre d'athétose et de troubles de la déglutition. Néanmoins, ses facultés mentales sont préservées. Elle est scolarisée en milieu ordinaire et bénéficie d'une auxiliaire de vie scolaire. À son arrivée dans le service, elle est installée dans une chambre individuelle et un lit d'accompagnant est proposé à sa mère qui souhaite rester à ses côtés.

■ 322 a – Au regard de la situation d'Émilie, définissez les éléments de prise en charge spécifiques qui permettent aux soignants de mieux communiquer avec les patients hospitalisés en situation de handicap et identifiez quelles peuvent être les conséquences d'un mode de communication inadapté.

....

....

....

....
....
....
....
....
....
....

b – Identifiez le statut de la mère d'Émilie dans la prise en charge de sa dépendance.

....
....
....
....
....
....
....
....
....
....

c – Définissez ce statut.

....
....
....
....
....
....
....
....
....
....

Situation clinique 4

Infirmière en service d'orthopédie, vous prenez en charge Mme Rodrigues âgée de 78 ans. Elle a été admise la veille pour une fracture de type Pouteau-Colles suite à une chute dans les escaliers. Elle est programmée au bloc opératoire à 14 heures pour une ostéosynthèse par broches de Kirschner. À la lecture des transmissions, il est indiqué qu'elle est très douloureuse depuis son accident. Un antalgique est prescrit (paracétamol 1 g, 3 fois/jour si besoin en IV). À 12 heures, vous entrez dans la chambre de Mme Rodrigues afin d'évaluer sa douleur. Son mari est présent. Vous vous présentez et lui demandez de coter sa douleur sur une échelle de 1 à 10 – La patiente vous fixe, sourit mais ne répond pas. Elle semble ne pas comprendre ce que vous lui demandez. À cet instant, le mari vous informe que sa femme est atteinte de la maladie d'Alzheimer. Confuse, vous vous excusez et questionnez son mari afin d'obtenir des informations.

323 a – Définissez la douleur selon l'OMS.

....
....
....
....
....
....
....
....
....
....

b – Définissez la douleur de Mme Rodrigues et expliquez quelles en sont les caractéristiques.

....
....
....
....
....
....
....
....
....
....

c – Nommez le type dévaluation utilisé auprès de Mme Rodrigues et citez un autre mode d'évaluation plus adapté.

....
....
....
....
....
....
....
....
....
....

Réponses aux questions des situations cliniques

Situation clinique 1

320

a – Le handicap de Mme Rose a des répercussions multidimensionnelles :

- impact sur le fonctionnement physique : « difficulté à la marche », « douleur » ;
- modification du lien social : « aimait faire des sorties avec ses amies » ;
- modification de la dynamique familiale : « son mari vit mal son handicap » ;
- impact sur la vie professionnelle : « agent à la Préfecture à temps partiel (75 %) », « RQTH » ;
- perte de l'estime de soi : « par gêne, elle n'ose plus se rendre à la piscine ».

b – Une approche large est nécessaire pour évaluer l'expérience et l'impact de la maladie et du handicap dans la vie de Mme Rose. C'est indispensable pour comprendre comment le handicap affecte les dimensions émotives, spirituelles et sociales chez celle-ci. Ainsi, l'identification des répercussions du handicap sur la vie quotidienne apporte des éléments qualitatifs aux prises de décision. Les mesures de la qualité de vie permettent d'évaluer les changements à travers le temps et au cours de la thérapie et de déterminer la meilleure alternative pour son traitement et sa prise en charge. Ces mesures sont nécessaires dans une perspective d'optimisation du confort de Mme Rose.

Situation clinique 2

321

a – Ségolène Royal, ministre déléguée à la famille, à l'enfance et aux personnes handicapées, et Bernard Kouchner, ministre délégué à la Santé, ont présidé à la rédaction de la circulaire DMOS/E1/DGS/DGAS, n° 2002-269 du 18 avril 2002 relative à l'accompagnement des parents et à l'accueil de l'enfant lors de l'annonce pré- et postnatale d'une maladie ou d'une malformation.

b – Ce texte abroge la circulaire du 29 novembre 1985 relative à la sensibilisation des personnels de maternité à l'accueil des enfants nés avec un handicap et leur famille. Plusieurs éléments et questionnements ont présidé à la rédaction de la circulaire. En effet, au cours des années 1980, le développement des techniques au service de la médecine fœtale a rendu possible l'essor du diagnostic prénatal qui permet de dépister les anomalies de développement ou maladies potentiellement génératrices de handicap. Les progrès de la réanimation néonatale permettent des survies grâce au progrès médical mais au prix parfois de handicaps lourds. De nombreuses questions éthiques ont émergé autour de l'interruption médicale de grossesse, du sens de la parentalité, de la place des personnes handicapées dans notre société ainsi que de la liberté du choix des parents. Le souci de l'accompagnement médical, psychologique et humain, la construction des relations parents-enfant, les conséquences pour les parents, la fratrie, la société et enfin le droit à la différence et l'intégration sociale de la personne handicapée sont autant d'éléments qui ont rendu nécessaire la rédaction de cette circulaire.

c – La circulaire DMOS/E1/DGS/DGAS, n° 2002-269 du 18 avril 2002 relative à l'accompagnement des parents et à l'accueil de l'enfant lors de l'annonce pré- et postnatale d'une maladie ou d'une malformation préconise que l'annonce de handicap soit réalisée par une équipe pluridisciplinaire (communication entre les divers spécialistes et le médecin traitant) pour éviter les avis divergents qui traumatisent les parents et pour assurer un soutien fondamental. Cette équipe doit avoir bénéficié d'une formation pour une culture commune (équipes médicales, paramédicales et médico-sociales, personnels de services et administratifs). En effet, les conditions dans lesquelles les parents ont appris la déficience de leur enfant peuvent influer sur son évolution, celle de la famille et sur les relations avec les professionnels. Par ailleurs, l'annonce doit être faite aux deux parents et/ou en présence de l'enfant pour lui permettre de trouver sa place au sein de la famille. Le père doit bénéficier du même soutien, ainsi que les frères et sœurs et les grands-parents Le regard respectueux porté par les soignants sur l'enfant peut aider les parents à l'accepter tel qu'il est. Les soignants peuvent mettre l'accent sur les compétences de l'enfant et le rôle que les parents peuvent jouer dans son évolution, et la présence de l'enfant favorise les relations parents-enfants. Enfin, le diagnostic doit être expliqué en termes accessibles aux parents en s'adaptant à leurs questions. Un accompagnement des parents et de la fratrie sera mis en place après l'annonce, les informations sur toutes les possibilités de prise en charge existantes et la mise en relation avec des associations seront données.

d – L'annonce est un moment qui restera à jamais gravé dans la mémoire des parents. C'est la « naissance » d'une nouvelle famille différente de la précédente et de toutes les autres. Il s'agit d'un moment fondateur de la construction de la relation de l'enfant handicapé avec son entourage. L'annonce est un moment de mutation qui démontre l'aptitude humaine à franchir les étapes d'une sidérante catastrophe à un sentiment mature d'enrichissement. L'annonce est un traumatisme psychique, un « choc », un « séisme », une sidération. Puis, peut survenir la mise en place de mécanismes de défense. Ceux-ci ordonnancent le chaos et donnent sens à cet événement traumatisant. Les réactions émotionnelles sont multiples. Il peut s'agir de déni, d'agressivité, de culpabilité, de sentiment d'injustice pouvant aller jusqu'à des idées de mort. Parfois, apparaît un syndrome dépressif bénéfique et nécessaire pour le réaménagement psychique. La dépression peut permettre la reconnaissance de la réalité du handicap et l'adoption de l'enfant avec son handicap. Enfin, peuvent survenir un rejet ou une surprotection, celle-ci étant le plus souvent nécessaire pour l'attachement des parents à l'enfant.

Situation clinique 3

322

a – La reconnaissance du patient présentant une déficience en tant que « personne » à part entière est essentielle. Le handicap invisible peut dérouter les soignants. Il est donc primordial de prendre le temps d'entrer en communication de façon adaptée. Dans un premier temps, le recueil d'informations se fait avant de pénétrer dans la chambre. Ensuite, il convient de prendre en compte le handicap dans la façon de se présenter, d'informer, de rassurer, en parlant lentement et/ou doucement avec des mots compréhensibles par la personne, en regardant la personne ; il s'agit aussi de singulariser le soin et d'établir une relation de confiance. L'hôpital surhandicape la personne si les soignants ne prennent pas ce temps préliminaire. Des outils de communication alternative et augmentative peuvent être utilisés. Ils s'adressent à toutes les personnes qui présentent des difficultés de communication au niveau de l'expression orale et/ou des difficultés de compréhension, telles les personnes souffrant de déficience mentale, trisomie, les infirmes moteurs cérébraux, les personnes atteintes de dysphasie, d'autisme, de polyhandicap, d'aphasie, d'accident vasculaire cérébral (AVC), de *locked-in syndrome*, de démences, de maladie d'Alzheimer, etc. Notons également que l'environnement matériel et humain peut « lever » le handicap. Un climat de confiance et un environnement sécurisant peuvent exiger la personnalisation de la chambre. Il est préférable de parler directement à la personne malade au lieu de s'adresser à une tierce personne. Néanmoins, les soignants peuvent s'appuyer sur les proches. Dans la majeure partie des cas, les difficultés de prise en charge engendrent une insatisfaction chez les professionnels et les suites d'hospitalisation sont souvent irrécupérables, car les personnes ont été déniées dans leur humanité. La prise en charge du handicap à l'hôpital implique de s'interroger d'un point de vue éthique sur l'anormalité, le rapport entre corps et psyché, l'articulation entre pensée et langage, l'altérité, l'appartenance à l'humanité, et d'étudier les enjeux psycho(patho)logiques, en particulier inconscients.

b – La mère d'Émilie a le statut d'aidant familial.

c – L'aidant familial est « la personne non professionnelle qui vient en aide à titre principal, pour partie ou totalement, à une personne dépendante de son entourage, pour les activités de la vie quotidienne. Cette aide régulière peut être prodiguée de façon permanente ou non et peut prendre plusieurs formes, notamment nursing, soins, accompagnement à l'éducation et à la vie sociale, démarches administratives, coordination, vigilance permanente, soutien psychologique, communication, activités domestiques... » (Charte européenne de l'aidant familial).

Situation clinique 4

323

a – La douleur est une expérience sensorielle et émotionnelle désagréable associée à un dommage tissulaire présent ou potentiel, ou décrite en termes d'un tel dommage.

b – Mme Rodrigues souffre d'une douleur aiguë nociceptive. En effet, celle-ci est soudaine (suite à une chute) et est le symptôme de la lésion liée à la fracture. Enfin, l'intensité est liée à un excès de nociception.

c – C'est une autoévaluation qui est utilisée, c'est-à-dire une évaluation de la douleur par la patiente elle-même, ce qui nécessite une compréhension de sa part et une communication fondée sur la coopération. Dans la mesure où Mme Rodrigues est atteinte de la maladie d'Alzheimer, il est plus pertinent de réaliser une hétéro-évaluation, qui se réalise par l'observation des signes indirects qui, associés, témoignent d'une douleur. Pour une prise en charge de qualité, les échelles d'évaluation de la douleur comportementale chez la personne âgée présentant des troubles de la communication de type Algoplus ou Doloplus sont plus performantes.

CHAPITRE

5 UE 2.6 – Processus psychopathologiques

PRÉREQUIS

Testez votre niveau sur les prérequis

▶ UE 1.1.S1 Psychologie, sociologie, anthropologie

Dans cet enseignement, les objectifs sont de caractériser les principaux concepts en psychologie, psychologie sociale, d'identifier les étapes du développement psychologique, cognitif, psychomoteur de l'homme, d'expliciter le caractère unique de l'expérience de santé vécue par une personne, et d'identifier les caractéristiques psychologiques pouvant influencer la représentation de la santé et de la maladie chez une personne ou un groupe de personnes, et la participation aux soins.

324 – Indiquez les bonnes réponses. La résilience est une notion apparue dans les années 1980. Les facteurs identifiés comme favorisant la résilience sont :

☐ a. la personnalité du sujet
☐ b. l'hérédité
☐ c. le contexte familial
☐ d. le contexte sociétal
☐ e. une rencontre extérieure

325 – Indiquez les bonnes réponses. L'identité sociale d'un sujet correspond à la représentation de soi au sein des interactions sociales. Elle est composée de différents facteurs :

☐ a. le sentiment psychologique global
☐ b. le sentiment de temporalité
☐ c. le sentiment de choix
☐ d. le sentiment d'estime de soi
☐ e. le sentiment physique

326 – Indiquez les bonnes réponses. Pour Lacan, l'angoisse survient en réaction à un danger, réel ou imaginé. Elle naît :

☐ a. de la présence
☐ b. de l'absence
☐ c. d'une peur
☐ d. d'une émotion
☐ e. d'un stimulus

327 – Indiquez les bonnes réponses. En psychologie, les émotions naissent :

☐ a. d'un processus physique
☐ b. d'un stimulus
☐ c. d'une souffrance de l'organisme
☐ d. de l'adaptation de l'individu à son entourage
☐ e. d'un processus d'inadaptation

328 – Indiquez les bonnes réponses. Selon H. Pieron (1951), l'objet de la psychologie est de :

☐ a. décrire les conduites humaines
☐ b. prévoir les conduites et comportements humains
☐ c. envisager des scénarii de décision
☐ d. expliquer les conduites de l'homme
☐ e. expliciter les évolutions sociétales

Réponses aux prérequis

Le barème :

- toutes les réponses sont conformes : 1 point;
- 1 réponse non conforme : 0,5 point;
- 2 réponses non conformes : 0,3 point;
- 3 ou plus de réponses non conformes : 0 point.

Question	Réponse	Points obtenus
324	a. – c. – e.	
325	b. – c. – d. – e.	
326	b. – c.	
327	b. – d.	
328	a. – b. – d.	
TOTAL		

Vous avez obtenu moins de 3/5 : vous devez réviser vos cours et refaire une séance d'entraînement sur l'UE 1.1 Psychologie, sociologie, anthropologie du semestre 1.

Vous avez obtenu plus de 3/5 : passez au test suivant.

OBJECTIFS/CONTENU DE L'UE

Objectifs de l'unité d'enseignement[1]

- Décrire les modèles d'analyse des troubles psychiques
- Décrire les mécanismes d'apparition des problèmes de santé mentale et des pathologies psychiatriques

1. Auteur référent : Brian Levoivenel (en collaboration avec Mme Keziban Dagci, infirmière en unité de soins intensifs psychiatrique au Centre hospitalier Le Vinatier).

- Identifier les signes, les modes de décompensation, les complications, les risques, les prises en charge des problèmes de santé mentale ou pathologies étudiés

Éléments de contenu

- **Modèles d'analyse des troubles psychiques :** psychanalytique, humaniste, systémique, phénoménologique, cognitiviste, neurobiologique, etc.
- **Modèles de thérapie des troubles psychiques :** les psychothérapies, les techniques cognitiviste, comportementaliste, de réhabilitation psychosociale
- **Du normal au pathologique :** notions d'équilibre, de régulation des tensions intrapsychiques, organisation défensive saine et dysfonctionnelle, de décompensation, crise et urgence, exclusion sociale
- **Structures de personnalité et leur mode décompensation spécifique :** névroses, psychoses, états limites (borderline), organisations narcissiques perverses
- **Troubles du développement :**
  - psychoaffectif : dysfonctionnements, dysharmonies, troubles des conduites, troubles relationnels (fusionnel, anaclitique, etc.), trouble de l'identité et de l'estime de soi, notion de résilience
  - cognitive, les apprentissages, etc.
- **Facteurs favorisants :** environnementaux (contexte familial, événements de vie, stress, ruptures, deuils, carences affectives, etc.), biologiques, génétiques, héréditaires, ischémiques, infectieux, traumatiques, toxiques, dégénératifs
- **Symptomatologie** :
  - Fonction et sens du symptôme
  - Symptômes se manifestant dans le rapport à la réalité, à l'autre, à soi-même
  - Anxiété et angoisse : normale, pathologique, notion de crise, d'urgence, les défenses, les somatisations, évolution pathologique post-traumatique
  - Agressivité, instabilité psychomotrice, passages à l'acte
  - Inhibition, retrait, repli sur soi, isolement, perte du contact avec la réalité, régression
  - Troubles de l'humeur : tristesse, pleurs, idées de suicide, dépréciation, dévalorisation, inversion de l'humeur et hypomanie, culpabilité
  - Troubles délirants, hallucinations, dissociations, etc.
  - Désorientation, confusion
  - Troubles des conduites (alimentaires, sociales, etc.)
  - Asthénie, troubles du sommeil, plaintes somatiques
  - Troubles du caractère
  - Dépendance, apragmatisme
- **Éléments de prise en charge :** dispositif de soin, équipe, projet de soins, cadre thérapeutique, temporalité, fonction d'étayage et de contenance,

posture soignante (de la relation d'aide à la relation thérapeutique) en lien avec la singularité de chaque personne, attitude réflexive sur sa pratique, ses attitudes

TESTEZ-VOUS

Testez vos connaissances

329. Indiquez les réponses exactes. En psychiatrie, les principaux courants se nomment :

☐ a. neurobiologique
☐ b. phénoménologique
☐ c. psychanalytique
☐ d. comportementaliste
☐ e. systémique

330. Indiquez les réponses exactes. Parmi les propositions suivantes, lesquelles sont considérées comme des troubles thymiques ?

☐ a. états limites
☐ b. manie
☐ c. dépression
☐ d. trouble obsessionnel compulsif
☐ e. trouble bipolaire

331. Indiquez la réponse exacte. Quel est le premier médecin à avoir considéré l'aliénation comme une pathologie et non comme une déviance sociale ?

☐ a. Philippe Pinel
☐ b. Jean-Martin Charcot
☐ c. Sigmund Freud
☐ d. Emil Kraepelin
☐ e. Karl Jaspers

332. Toutes les réponses sont exactes sauf une. Indiquez laquelle.

☐ a. la sémiologie est l'étude des signes des maladies
☐ b. l'étiologie est l'étude des conséquences des maladies
☐ c. la nosographie est la classification méthodique des maladies
☐ d. le symptôme est une manifestation psychique ou physique, le signe d'un trouble
☐ e. le syndrome est un groupement de signes, la réunion d'un groupe de symptômes qui se produisent en même temps

333. Indiquez les réponses exactes. Le trépied symptomatologique de la schizophrénie se compose de :

☐ a. délire paranoïde
☐ b. dissociation

☐ c. syndrome autistique
☐ d. fuite des idées
☐ e. anhédonie

334. Indiquez les réponses exactes. La relation soignant-soigné est :
☐ a. symétrique
☐ b. régie par des ressorts affectifs
☐ c. unilatérale
☐ d. contractualisée
☐ e. au service de l'autonomisation du patient

335. Toutes les réponses sont exactes, sauf une. Indiquez laquelle. Selon la nosographie psychiatrique, ces pathologies sont des troubles de la sphère anxieuse :
☐ a. troubles obsessionnels compulsifs
☐ b. troubles bipolaires
☐ c. attaque de panique
☐ d. phobie
☐ e. stress post-traumatique

336. Indiquez les réponses exactes. Le trouble bipolaire se caractérise par :
☐ a. des phases dépressives et maniaques d'égales durées
☐ b. des phases dépressives et maniaques d'égales intensités
☐ c. des phases normothymiques entre les épisodes dépressifs et maniaques
☐ d. la possibilité d'un état mixte, associant les symptômes de la dépression et de la manie
☐ e. des épisodes dépressifs forcément plus invalidants que les épisodes maniaques

337. Indiquez la réponse exacte. La prévalence de la schizophrénie dans la population générale se situe aux alentours de :
☐ a. 1 %
☐ b. 3 %
☐ c. 6 %
☐ d. 10 %
☐ e. 15 %

338. Indiquez les réponses exactes. Les troubles cognitifs concernent :
☐ a. la dépendance à autrui
☐ b. la mémoire
☐ c. les capacités intellectuelles
☐ d. la présentation physique
☐ e. la thymie

339. Indiquez les réponses exactes. La confusion mentale possède les caractéristiques suivantes :
☐ a. c'est une maladie neuro-dégénérative
☐ b. elle débute par une amnésie antérograde
☐ c. c'est une urgence médico-chirurgicale

☐ d. elle est systématiquement liée à une étiologie somatique
☐ e. elle est d'apparition insidieuse

340. Indiquez les réponses exactes. Dans la relation soignant-soigné :
☐ a. le soignant doit préserver l'espace psychique du patient
☐ b. le soignant évite que le patient exprime son délire
☐ c. le soignant peut exprimer son jugement sur le discours du patient
☐ d. le soignant peut contraindre le patient à évoquer des souvenirs douloureux
☐ e. le soignant se positionne comme récepteur du discours du patient

341. Indiquez les réponses exactes. Concernant les troubles de l'humeur, quelles définitions s'avèrent correctes ?
☐ a. tachypsychie : accélération du rythme de la pensée
☐ b. anhédonie : intérêt excessif pour une activité
☐ c. bradykinésie : ralentissement des mouvements corporels
☐ d. apragmatisme : incapacité à effectuer les actes de la vie quotidienne
☐ e. logorrhée : ralentissement du débit de parole

342. Indiquez la réponse exacte. Lequel de ces professionnels est habilité à prescrire des traitements médicamenteux ?
☐ a. le psychanalyste
☐ b. l'éducateur spécialisé
☐ c. le psychologue
☐ d. le psychiatre
☐ e. le psychothérapeute

343. Indiquez les réponses exactes. Le trépied symptomatologique de la manie se compose de :
☐ a. signes somatiques
☐ b. humeur exaltée
☐ c. discordance
☐ d. repli autistique
☐ e. accélération psychomotrice

344. Indiquez les réponses exactes. L'anxiété possède les caractéristiques suivantes :
☐ a. c'est un sentiment d'appréhension généré par un danger
☐ b. sa source est spécifique et connue de la personne
☐ c. c'est un signal qui permet à l'individu de réagir face à une menace
☐ d. elle est forcément le signe d'une pathologie
☐ e. elle ne peut être que situationnelle

345. Indiquez les réponses exactes. Concernant la personnalité :
☐ a. elle est spécifique d'un individu
☐ b. elle est structurée à l'âge de 6 ans
☐ c. elle se construit indépendamment de l'apprentissage
☐ d. elle est stable dans le temps
☐ e. elle se construit indépendamment des facteurs innés

346. Indiquez les réponses exactes. Les classifications en psychiatrie présentent l'intérêt :

- ☐ a. d'unifier les pratiques
- ☐ b. de comprendre les pathologies
- ☐ c. de permettre de diagnostiquer les maladies
- ☐ d. d'orienter les thérapeutiques
- ☐ e. de prévoir l'évolution des pathologies

347. Dans la phrase suivante, un terme manque. Indiquez lequel. « Le sujet à personnalité .... a besoin d'être admiré, il se surestime, pense que tout lui est dû. »

- ☐ a. paranoïaque
- ☐ b. borderline
- ☐ c. dépendante
- ☐ d. narcissique
- ☐ e. schizoïde

348. Indiquez les réponses exactes. Le trépied symptomatologique de la dépression se compose de :

- ☐ a. dissociation
- ☐ b. ralentissement psychomoteur
- ☐ c. désorientation temporo-spatiale
- ☐ d. humeur triste
- ☐ e. signes somatiques

Bilan du test

Le barème :

- toutes les réponses sont conformes : 1 point ;
- 1 réponse non conforme : 0,5 point ;
- 2 réponses non conformes : 0,3 point ;
- 3 ou plus de réponses non conformes : 0 point.

Questions	Réponses	Points obtenus
329	a. – c. – d. – e.	
330	b. – c. – e.	
331	a.	
332	b.	
333	a. – b. – c.	
334	b. – d. – e.	
335	b.	
336	c. – d.	
337	a.	
338	b. – c.	
339	c. – d.	
340	a. – e.	

Questions	Réponses	Points obtenus
341	a. – c. – d.	
342	d.	
343	a. – b. – e.	
344	a. – c.	
345	a. – c.	
346	a. – b. – c. – d.	
347	d.	
348	b. – d. – e.	
TOTAL		

Vous avez moins de 7/20 : l'essentiel n'est pas maîtrisé. Révisez vos cours avant de commencer l'entraînement.

Vous avez entre 7 et 10/20 : il faut poursuivre vos efforts. Vous avez déjà acquis certaines notions, mais celles-ci doivent être renforcées. Révisez les thèmes sur lesquels vous avez perdu des points avant de commencer l'entraînement.

Vous avez entre 11 et 15/20 : consolidez vos acquis. Vous êtes presque prêt ; poursuivez vos efforts en vous entraînant.

Vous avez plus de 15/20 : bravo ! Continuez à vous entraîner pour être au top le jour J !

Entraînez-vous avec des QCM

349. À quelle définition la phrase suivante correspond-elle ? « C'est une modalité structurée de pensée, sentiment ou comportement, qui caractérise le type d'adaptation et le style de vie d'un sujet et qui résulte de facteurs constitutionnels, de son développement et de son expérience sociale. » (OMS)

☐ a. le caractère
☐ b. le tempérament
☐ c. la personnalité
☐ d. l'acquis
☐ e. l'innée

350. Indiquez les réponses exactes. Concernant le syndrome dépressif :

☐ a. c'est la pathologie psychiatrique la plus fréquente
☐ b. il touche 15 % de la population
☐ c. 50 % environ des patients dépressifs se suicident
☐ d. 30 % environ des suicides en France sont dus à une dépression
☐ e. une dépression récidive rarement

351. Indiquez les réponses exactes. Dans sa relation avec le patient hospitalisé en psychiatrie, le soignant :

☐ a. doit se montrer à l'écoute
☐ b. est authentique
☐ c. impose ses choix

☐ d. tente d'établir une relation de confiance
☐ e. décide du projet de soins

352. Indiquez les réponses exactes. Selon la théorie psychanalytique, l'inconscient est :

☐ a. un espace psychique non accessible de manière volontaire
☐ b. un espace de stockage qui correspond aux souvenirs
☐ c. l'espace de mise en relation de l'individu avec l'environnement en temps réel
☐ d. un espace où cohabitent les pulsions, les désirs, les souvenirs refoulés
☐ e. un espace de traitement des informations permettant de donner du sens aux émotions et aux sensations

353. Indiquez les réponses exactes. La schizophrénie est considérée comme :

☐ a. un délire aigu
☐ b. un délire chronique
☐ c. un délire systématisé
☐ d. un délire paranoïaque
☐ e. un délire non systématisé

354. Indiquez les réponses exactes. Le trouble phobique se caractérise par :

☐ a. des conduites d'évitement et de fuite
☐ b. une expression somatique de troubles psychiques inconscients
☐ c. une peur persistante et excessive par rapport à un danger réel
☐ d. une personne ou un objet contra-phobique permet d'atténuer l'angoisse
☐ e. une angoisse déclenchée par un objet particulier

355. Indiquez la réponse exacte. Selon le courant neurobiologique, les pathologies sont liées à :

☐ a. un dysfonctionnement des neuromédiateurs
☐ b. des troubles de l'organisation de psychisme pendant l'enfance
☐ c. l'apprentissage de comportements erronés
☐ d. un dysfonctionnement de l'environnement familial
☐ e. une incapacité à percevoir la réalité

356. Indiquez les réponses inexactes. Concernant les formes cliniques de la schizophrénie :

☐ a. la schizophrénie hébéphrénique se caractérise par une prédominance des symptômes positifs
☐ b. la schizophrénie catatonique se caractérise par une prédominance de périodes de mutisme et d'immobilité totales
☐ c. la schizophrénie paranoïde se caractérise par une prédominance du syndrome dissociatif
☐ d. la schizophrénie dysthymique se caractérise par une prédominance des troubles de l'humeur
☐ e. la schizophrénie indifférenciée se caractérise par une prédominance du syndrome autistique

357. Indiquez la réponse exacte. À quel trouble de la personnalité appartiennent les trois traits suivants : hypertrophie du moi, méfiance à l'égard d'autrui, paralogisme. La personnalité :

☐ a. histrionique
☐ b. schizotypique
☐ c. antisociale
☐ d. paranoïaque
☐ e. évitante

358. Indiquez les réponses exactes. L'approche cognitivo-comportementale est indiquée dans le traitement des :

☐ a. phobies
☐ b. dépressions
☐ c. addictions
☐ d. délires
☐ e. troubles obsessionnels compulsifs

359. Indiquez les réponses exactes. Les individus atteints de troubles de la personnalité de type psychopathique :

☐ a. sont violents, ne respectent pas la loi
☐ b. ont des relations affectives stables
☐ c. supportent difficilement la frustration
☐ d. s'emploient à conserver le même emploi
☐ e. sont susceptibles de s'inscrire dans des conduites toxicomanes

360. Indiquez la réponse exacte. En psychanalyse, le processus actif qui maintient hors de la conscience les représentations inacceptables se nomme :

☐ a. angoisse
☐ b. régression
☐ c. frustration
☐ d. conflit
☐ e. refoulement

361. Indiquez les réponses exactes. La neurasthénie ne se caractérise pas par les symptômes suivants :

☐ a. des céphalées
☐ b. une baisse de moral
☐ c. une névrite
☐ d. une anxiété
☐ e. une tachypsychie

362. Indiquez les réponses exactes. Le cadre contenant en psychiatrie consiste pour les soignants :

☐ a. à placer le plus rapidement possible les patients en chambre d'isolement
☐ b. à poser les règles de fonctionnement du service
☐ c. à recadrer fermement les comportements contraires à la vie communautaire

☐ d. à savoir se montrer ferme et à l'écoute des patients
☐ e. à montrer au patient la prééminence de l'autorité soignante

363. Indiquez les réponses exactes. À propos de l'épidémiologie des troubles de la personnalité :
☐ a. les troubles histrioniques touchent plus d'hommes que de femmes
☐ b. les troubles paranoïaques touchent plus de femmes que d'hommes
☐ c. les troubles schizotypiques évoluent vers la schizophrénie dans 60 % des cas
☐ d. les troubles schizoïdes touchent 3 % de la population générale
☐ e. les troubles antisociaux touchent plus de femmes que d'hommes

364. Indiquez les réponses exactes. Les troubles obsessionnels compulsifs se caractérisent par :
☐ a. des actes irrépressibles visant à soulager une anxiété
☐ b. une peur liée à un objet réel
☐ c. une peur de provoquer un dommage par un mauvais contrôle de soi
☐ d. une idée qui s'impose au sujet et provoque une anxiété importante
☐ e. une déréalisation des situations vécues

365. Indiquez la réponse exacte. L'inventeur de la psychanalyse se nomme :
☐ a. Jacques Lacan
☐ b. Wilhelm Reich
☐ c. Sigmund Freud
☐ d. Carl Gustav Jung
☐ e. Mélanie Klein

366. Indiquez les réponses exactes. Les délires chroniques non dissociatifs les plus prévalents sont :
☐ a. la paraphrénie
☐ b. la paranoïa
☐ c. la schizophrénie
☐ d. l'hypocondrie
☐ e. la psychose hallucinatoire chronique

367. Indiquez les réponses inexactes. Concernant les grands courants de la psychiatrie :
☐ a. Jean Delay a introduit la psychopharmacologie
☐ b. Ernst Kretschmer a développé les bases du psychodynamisme
☐ c. Henri Ey a établi un lien entre les aspects organiques du cerveau et les troubles psychiatriques
☐ d. Jaspers et Minkowski ont introduit la notion de morpho-psychologie
☐ e. Jacques Lacan a développé la psychologie cognitive dans les années 1950

368. Indiquez la réponse exacte. Le mécanisme prévalent du délire paranoïaque est :
☐ a. l'imagination
☐ b. l'interprétation
☐ c. l'intuition

- [ ] d. le syndrome d'influence
- [ ] e. l'hallucination psychosensorielle

369. Indiquez la réponse exacte. Dans la dépression, un des signes prévalents s'appelle l'aboulie. Que signifie-t-il ?

- [ ] a. difficulté à rester en place
- [ ] b. difficulté à se retenir de manger
- [ ] c. difficulté à s'inscrire dans une relation sociale
- [ ] d. difficulté à prendre des décisions
- [ ] e. difficulté à exprimer ses émotions

370. Indiquez la réponse exacte. Le Largactil® a été utilisé pour la 1re fois :

- [ ] a. pendant la guerre du Vietnam
- [ ] b. une dizaine d'années avant la Seconde Guerre mondiale
- [ ] c. pendant la Seconde Guerre mondiale
- [ ] d. après la Seconde Guerre mondiale
- [ ] e. au début des années 80

371. Indiquez les réponses exactes. Le sujet atteint de troubles de la personnalité schizoïde présente les traits suivants :

- [ ] a. froideur affective
- [ ] b. bizarreries des contacts
- [ ] c. excentricité des idées
- [ ] d. hypersensibilité à la critique
- [ ] e. impulsivité

372. Indiquez les réponses exactes. Concernant les troubles anxieux :

- [ ] a. ils touchent plus d'hommes que de femmes
- [ ] b. leurs niveaux de gravité sont variables
- [ ] c. ils concernent environ 40 % de la population
- [ ] d. le trouble phobique est le trouble le plus prévalent
- [ ] e. ils peuvent s'inscrire en lien avec d'autres pathologies psychiatriques

373. Indiquez la réponse exacte. Concernant le suicide :

- [ ] a. une tentative de suicide (TS) est un acte par lequel un individu met consciemment sa vie en jeu de manière subjective ou symbolique mais n'aboutissant pas à la mort tout de suite
- [ ] b. le suicidaire est un sujet qui a survécu à une TS
- [ ] c. une conduite suicidaire est une conduite par laquelle le sujet tente de mettre fin à la vie
- [ ] d. l'équivalent suicidaire est un comportement qui permet au sujet de provoquer sciemment une situation qui le conduira à la mort
- [ ] e. Émile Durkheim considère que le suicide est le meurtre symbolique d'autrui

374. Indiquez les réponses exactes. Les thérapies comportementales et cognitives s'appuient sur :

- [ ] a. l'analyse du transfert et du contre-transfert
- [ ] b. les théories de l'apprentissage

☐ c. les techniques de l'association libre
☐ d. les théories du traitement de l'information
☐ e. les théories de la relation d'aide

375. Indiquez la réponse exacte. La dissociation se définit comme :
☐ a. une exagération physiologique ou pathologique de la sensibilité sensorielle
☐ b. une altération de la perception et de l'expérience du monde extérieur
☐ c. des périodes de passivité et de négativisme alternant avec des excitations soudaines
☐ d. une accélération des processus de la pensée
☐ e. une rupture entre les processus assurant la cohérence du psychisme

376. Indiquez les réponses inexactes. Concernant le développement psychomoteur de l'enfant :
☐ a. l'enfant se développe à partir de 3 pôles : maternel, paternel, durant sa vie fœtale
☐ b. le développement de l'enfant est principalement influencé par des facteurs acquis
☐ c. certains facteurs postnataux peuvent troubler les interactions précoces entre un bébé et un parent
☐ d. la résilience est la capacité d'adaptation de certains bébés à certains facteurs de risque pour mieux évoluer
☐ e. l'acquis est plus important que l'innée pour les humains

377. Indiquez les réponses exactes. Un individu atteint de troubles de la personnalité de type obsessionnel présentera les traits de caractère suivants :
☐ a. une réticence à déléguer
☐ b. une préoccupation pour les détails
☐ c. un souci pour l'ordre moral
☐ d. de l'altruisme
☐ e. une psychorigidité

378. Indiquez les réponses exactes. La psychiatrie comportementale et cognitive considère que :
☐ a. les comportements sont régulés par des instances psychiques inconscientes
☐ b. la dyade stimulus-réponse est le principe explicatif des mécanismes psychiques
☐ c. le comportement est un enchaînement ordonné d'actions destinées à adapter l'individu à une situation
☐ d. l'individu n'existe qu'au regard des systèmes dans lesquels il évolue
☐ e. la pathologie survient quand l'individu vit en désaccord avec ses propres valeurs pour être accepté d'autrui

379. Indiquez les réponses exactes. Concernant les troubles de la personnalité :
☐ a. le sujet use d'un coping adapté aux situations
☐ b. ces troubles peuvent prédisposer à certaines pathologies psychiatriques

☐ c. ces troubles n'ont pas de retentissement dans le domaine social
☐ d. le sujet est perturbé dans le domaine affectif
☐ e. le sujet souffre de ses comportements et attitudes

380. Indiquez la réponse exacte. Un des premiers signes d'amélioration d'un patient maniaque est une baisse de :
☐ a. l'hyperphagie
☐ b. la distractibilité
☐ c. l'insomnie
☐ d. la fuite des idées
☐ e. des propos sexualisés

381. Indiquez les réponses inexactes. Concernant le suicide :
☐ a. le nombre de suicides/an s'élève à 120 000
☐ b. il y a autant de femmes que d'hommes qui font des tentatives de suicide
☐ c. la dépression est fréquemment à l'origine de tentatives de suicide chez la femme
☐ d. les moyens les plus couramment utilisés chez les femmes pour une TS sont l'absorption de médicaments ou la phlébotomie
☐ e. le suicide est la 9e cause de décès en France

382. Indiquez les réponses exactes. Dans la maladie d'Alzheimer, les signes prévalents sont :
☐ a. l'anorexie
☐ b. l'amnésie
☐ c. l'agnosie
☐ d. l'aménorrhée
☐ e. l'aphasie

383. Indiquez les réponses exactes. Durant une séance de psychodrame :
☐ a. le patient se positionne comme spectateur d'une situation, d'un conflit, d'un rêve, qu'il demande à d'autres de rejouer
☐ b. le patient est invité à rejouer une situation, un conflit, un rêve, etc.
☐ c. le patient est reçu par plusieurs thérapeutes
☐ d. le patient décide du début et de la fin de la séance
☐ e. le but est de faire revivre des émotions et/ou des pensées refoulées

384. Indiquez les réponses exactes. Concernant le développement psychomoteur de l'enfant :
☐ a. l'hypotonie disparaît à 3 mois
☐ b. l'hypotonie apparaît au 9e mois de gestation
☐ c. le bébé se tient assis après 8 mois
☐ d. le bébé se met debout vers 1 an
☐ e. l'acquisition de la marche se fait avant 18 mois

385. Indiquez les réponses exactes. L'attaque de panique se caractérise systématiquement par :
☐ a. un début brutal
☐ b. une durée d'une heure environ

- ☐ c. une sensation de perte de contrôle
- ☐ d. une impression de catastrophe imminente
- ☐ e. un délire interprétatif

386. Indiquez les réponses exactes. À propos des mécanismes du délire :

- ☐ a. l'interprétation est un raisonnement erroné à partir le plus souvent de faits réels
- ☐ b. l'intuition est composée de phénomènes parasites et imposés, vécus comme émanant d'une action extérieure
- ☐ c. l'hallucination est une perception fausse ou déformée d'un objet réel
- ☐ d. le syndrome d'influence est un mode de connaissance immédiate sans élaboration logique qui s'impose comme une certitude
- ☐ e. l'imagination est composée de fabulations imaginaires reconnues comme des constructions logiques, adaptées à la réalité par le patient

387. Dans la phrase suivante, un terme manque. Indiquez lequel. « Le sujet à personnalité .... se prémunit des relations sociales, craint d'être critiqué, rejeté, et ne se sent pas à la hauteur. »

- ☐ a. antisociale
- ☐ b. schizotypique
- ☐ c. histrionique
- ☐ d. dépendante
- ☐ e. évitante

388. Indiquez les réponses exactes. Concernant le suicide :

- ☐ a. plus la situation du sujet est grave, plus le moyen utilisé pour le suicide est radical
- ☐ b. la conduite suicidaire est forcément liée à une dépression ou à une maladie mentale
- ☐ c. pour que la personne suicidaire pense qu'elle est comprise et qu'elle peut être aidée, il ne faut pas banaliser l'acte
- ☐ d. il ne faut pas dramatiser une conduite suicidaire
- ☐ e. banaliser l'acte suicidaire permet d'éviter les récidives

389. Indiquez les réponses exactes. Concernant le développement psychomoteur de l'enfant :

- ☐ a. un bébé atone est un bébé qui a un appareil neurologique immature
- ☐ b. le tonus annonce la maturité des tissus musculaires
- ☐ c. le réflexe d'agrippement et le réflexe de succion font partie des réflexes archaïques dans le développement psychomoteur normal de l'enfant
- ☐ d. le schéma et l'image corporels sont des notions du développement physiologique normal de l'enfant
- ☐ e. le schéma corporel est l'acquisition de la connaissance des différentes parties du corps, que ce soit de la représentation ou du ressenti

390. Indiquez les réponses exactes. Au moment du pic d'anxiété, la personne :

- ☐ a. a une conscience partielle mais un raisonnement modifié
- ☐ b. éprouve des difficultés à modifier son comportement

- ☐ c. est capable de critiquer ses idées inadaptées
- ☐ d. éprouve transitoirement une sensation de perte de contrôle
- ☐ e. propose des modifications de comportement

391. Toutes les propositions suivantes à propos des techniques de thérapies cognitivo-comportementales (TCC) sont exactes sauf une. Indiquez laquelle :

- ☐ a. le thérapeute examine, à l'aide d'un questionnaire, les réponses inadaptées à une ou plusieurs situations
- ☐ b. le thérapeute dialogue avec le patient à propos de l'irrationalité de ses comportements
- ☐ c. le thérapeute confronte le patient à des photographies de la source de sa peur
- ☐ d. le thérapeute évite d'exposer concrètement le patient aux situations anxiogènes
- ☐ e. le thérapeute élabore les objectifs thérapeutiques avec le patient

392. Concernant le syndrome dissociatif, indiquez la ou les définitions exactes de ses manifestations :

- ☐ a. néologisme : répétitions de gestes, de postures
- ☐ b. fading : arrêt brutal de la parole au milieu d'une phrase
- ☐ c. barrage : diminution progressive jusqu'à arrêt du débit verbal
- ☐ d. ambivalence : coexistence de deux émotions contraires
- ☐ e. stéréotypies : formation de mots inventés

393. Indiquez les réponses inexactes. Une déficience cérébrale peut être causé par :

- ☐ a. des conduites addictives de la mère telles que la consommation de tabac ou d'alcool durant la grossesse
- ☐ b. une affection durant la grossesse
- ☐ c. des complications obstétricales entraînant une souffrance fœtale
- ☐ d. la séparation précoce chez certains enfants, de leur mère
- ☐ e. un ictère physiologique

394. Indiquez la réponse exacte. Le risque majeur pour un patient dépressif est :

- ☐ a. la prise de toxique
- ☐ b. l'hétéroagressivité
- ☐ c. la discordance
- ☐ d. le suicide
- ☐ e. l'anorexie

395. Indiquez les réponses exactes. Lors d'une séance de psychanalyse, le thérapeute :

- ☐ a. invite le patient à exprimer tout ce qui lui passe par la tête
- ☐ b. est encouragé à émettre son avis sur le discours du patient
- ☐ c. cherche à accéder à l'inconscient du patient
- ☐ d. est installé face au patient
- ☐ e. annonce que la durée de chaque séance sera fluctuante

■ 396. Indiquez les réponses exactes. Concernant l'étiologie et les formes cliniques de la dépression :

☐ a. la dépression masquée est marquée par un important ralentissement psychomoteur
☐ b. la dépression réactionnelle peut être due à des médicaments
☐ c. la dépression endogène est de survenue brutale
☐ d. la dépression peut être secondaire à une autre pathologie psychiatrique
☐ e. la dépression ne peut pas être secondaire à une pathologie somatique

■ 397. Indiquez les réponses inexactes. Les principales causes de troubles du développement du langage chez l'enfant sont :

☐ a. le bégaiement
☐ b. déficiences intellectuelles
☐ c. les troubles de l'articulation
☐ d. les troubles de la parole
☐ e. les dysphasies

■ 398. Indiquez les réponses exactes. Concernant le suicide :

☐ a. dans les pays industrialisés, le risque de suicide est plus élevé en milieu urbain qu'en milieu rural
☐ b. les suicides sont plus élevés chez les 24–35 ans et les risques de suicide chez les 15–24 ans et + 60 ans
☐ c. les récidives de TS sont plus importantes lorsque le sujet a des antécédents familiaux
☐ d. 20 % des sujets aux antécédents personnels de TS réussissent leur TS dans les 10 ans
☐ e. 10 % des suicidants décèdent par suicide dans les 10 ans

■ 399. Parmi les propositions suivantes concernant l'état de stress post-traumatique, une seule est inexacte. Indiquez laquelle.

☐ a. l'étiologie est un évènement grave et brutal
☐ b. il existe une phase de sidération
☐ c. les neuroleptiques sont indiqués en première intention
☐ d. l'alcoolisme est une des conséquences envisageables
☐ e. il existe un syndrome de répétition

■ 400. Indiquez la réponse exacte. Selon la théorie psychanalytique, le syndrome dépressif est dû à :

☐ a. des modifications dans la recapture de la sérotonine
☐ b. la perte imaginaire dans l'inconscient de la mère protectrice
☐ c. des schémas comportementaux inadaptés aux situations
☐ d. une représentation consciente négative de sa propre valeur
☐ e. un écart entre ce que la personne souhaite être et est réellement

■ 401. Indiquez les réponses exactes. Dans la bouffée délirante aiguë, il existe :

☐ a. un début insidieux
☐ b. des thèmes multiples
☐ c. un mécanisme unique

☐ d. une angoisse importante
☐ e. une adhésion totale au délire

402. Indiquez les réponses exactes. La thérapie de soutien :
☐ a. s'appuie sur une prémédication pour accéder à l'inconscient du patient
☐ b. repose sur l'attitude emphatique du thérapeute
☐ c. vise à restaurer l'estime de soi du patient
☐ d. s'apparente à la thérapie systémique
☐ e. vise à modifier la réponse à un stimulus

403. Indiquez les réponses exactes. Concernant le développement psychomoteur de l'enfant :
☐ a. la déficience intellectuelle se développe au cours de la vie
☐ b. selon Piaget, l'intelligence est une adaptation biologique
☐ c. l'assimilation et l'accommodation sont deux mécanismes utilisés par le bébé pour permettre son développement
☐ d. selon Piaget, l'intelligence sensori-motrice se développe entre 0 et 18 mois
☐ e. le 2e stade du développement de l'intelligence selon Piaget est le stade préopératoire (2 à 6 ans)

404. Indiquez les réponses exactes. Parmi les propositions suivantes, lesquels sont des symptômes positifs de la schizophrénie :
☐ a. hallucinations visuelles
☐ b. indifférence à l'environnement
☐ c. automatisme mental
☐ d. écho de la pensée
☐ e. repli sur le monde intérieur

405. Indiquez les réponses exactes. Concernant l'évolution des patients atteints d'une bouffée délirante aiguë :
☐ a. 50 % environ basculent à terme vers une pathologie psychiatrique chronique
☐ b. 50 % environ sont en rémission complète 6 mois après la crise initiale
☐ c. 25 % environ reproduisent un épisode délirant
☐ d. 50 % environ ont une prescription de neuroleptique à vie
☐ e. 25 % environ peuvent à nouveau travailler

406. Indiquez la réponse exacte. Issue de la psychanalyse, le terme contre-transfert signifie en psychiatrie :
☐ a. les réactions inconscientes du patient envers le soignant
☐ b. les comportements du patient envers le soignant
☐ c. les comportements du soignant envers le patient
☐ d. le refus de toute interaction du patient envers le soignant
☐ e. les réactions inconscientes du soignant envers le patient

407. Indiquez les réponses exactes. Concernant le suicide :
☐ a. la dépression est une maladie qui compte parmi les facteurs de risque psychiatrique du suicide

☐ b. 50 % des sujets atteints de schizophrénie font une TS et 10 % décèdent par suicide
☐ c. les sujets à personnalité phobique se suicident plus que celles à personnalité hystérique
☐ d. le sujet atteint de troubles de l'humeur a un risque de suicide 25 fois plus élevé par rapport à la population générale
☐ e. l'alcoolisme n'est pas un facteur de comorbidité en cas de suicide

408. Indiquez les réponses exactes. Parmi les propositions suivantes, lesquelles sont des signes du syndrome dépressif :

☐ a. tachypsychie
☐ b. achats inconsidérés
☐ c. bradypsychie
☐ d. troubles de la concentration
☐ e. insomnie

409. Indiquez les réponses exactes. Lors d'un trouble de panique, le soignant :

☐ a. s'adresse au patient en parlant fort pour attirer son attention
☐ b. l'isole, créé un climat calme
☐ c. lui propose systématiquement un anxiolytique
☐ d. explique au patient l'absence de risque
☐ e. utilise des techniques simples de respiration

410. Indiquez les réponses exactes. Les principales classifications internationales des maladies mentales se nomment :

☐ a. PPI III
☐ b. CIM 10
☐ c. CIP 9
☐ d. DSM V
☐ e. IPD VI

411. Indiquez la réponse exacte. En psychanalyse, les trois instances psychiques de la deuxième topique freudienne s'appellent :

☐ a. ça, moi, toi
☐ b. ça, ego, moi
☐ c. ça, moi, surmoi
☐ d. inconscient, conscient, subconscient
☐ e. conscient, préconscient, subconscient

412. Indiquez les réponses exactes. La bouffée délirante aiguë se caractérise par :

☐ a. un syndrome autistique
☐ b. des hallucinations psychosensorielles
☐ c. une organisation délirante systématisée
☐ d. une conscience du trouble
☐ e. une altération de l'humeur

413. Parmi les propositions suivantes concernant les fonctions du soin relationnel en psychiatrie, une seule est inexacte. Indiquez laquelle.

☐ a. dans la fonction contenante, le soignant permet au patient de transformer des contenus psychiques indifférenciés en parole et de leur donner un sens intégrable pour lui
☐ b. dans la fonction de permanence, le soignant favorise l'acceptation de la maladie par le patient et son environnement afin qu'il prenne ou reprenne sa place de sujet
☐ c. dans la fonction pare-excitation, le soignant pose un cadre comportemental qui apporte une cohérence dans la prise en charge en posant une structure de référence
☐ d. dans la fonction de sollicitation, le soignant essaye constamment de communiquer avec les patients qui ont parfois tendance à s'isoler, à se replier sur eux-mêmes
☐ e. dans la fonction d'étayage, le soignant accompagne le patient pour l'aider dans son face-à-face à la réalité, lui donnant des points d'ancrage constructifs

414. Dans la phrase suivante, un terme manque. Indiquez lequel. « Le sujet à personnalité .... est impulsif, agressif, n'éprouve pas de remords, son histoire est marquée par des conduites de délinquances. »

☐ a. hystérique
☐ b. schizoïde
☐ c. dépendante
☐ d. psychopathique
☐ e. obsessionnelle

415. Plusieurs définitions de ces différentes phobies sont inexactes. Indiquez lesquelles.

☐ a. la nosophobie est la peur des maladies
☐ b. l'éreutophobie est la peur du sang
☐ c. la phobie sociale est la peur d'être exposé aux regards des autres
☐ d. l'agoraphobie est la peur d'être placé dans un lieu ou une situation dont il peut être difficile de s'échapper
☐ e. l'algophobie est la peur des mathématiques

416. Indiquez la réponse exacte. Le thème prévalent dans le délire paranoïaque est :

☐ a. mystique
☐ b. érotique
☐ c. hypocondriaque
☐ d. persécutif
☐ e. d'enfantement

417. Indiquez les réponses exactes. L'automatisme mental se compose de :

☐ a. maniérisme
☐ b. écho de la pensée
☐ c. néologismes
☐ d. commentaire des actes
☐ e. ambivalence

418. Indiquez les réponses exactes. La mélancolie se caractérise par des signes spécifiques par rapport à la dépression. Lesquels ?

☐ a. indignité
☐ b. incurabilité
☐ c. perte de l'estime de soi
☐ d. insomnie
☐ e. anesthésie affective

419. Indiquez les réponses exactes. Dans la relation soignante, indiquez les recommandations adaptées pour le soignant :

☐ a. face à un patient dépressif, il est recommandé de nommer l'humeur et de souligner les succès même partiels
☐ b. face à un patient paranoïaque, il est recommandé de revenir sur les malentendus et les tentatives de clivage
☐ c. face à un patient psychopathique, il est recommandé d'accepter ses demandes et éviter de le laisser patienter
☐ d. face à un patient hystérique, il est recommandé de limiter les médications
☐ e. face à un patient obsessionnel, il est recommandé de respecter ses habitudes et rituels

420. Indiquez les réponses exactes. Concernant le développement psychomoteur de l'enfant :

☐ a. un bébé exposé à une langue environnementale va automatiquement l'apprendre
☐ b. le langage écrit s'apprend principalement par l'observation
☐ c. les prérequis sont les fonctions sensorielles et motrices nécessaires à l'expression et l'acquisition du langage
☐ d. un trouble cognitif peut engendrer un retard dans le développement du langage chez l'enfant
☐ e. un trouble respiratoire peut engendrer un retard dans le développement du langage chez l'enfant

421. Toutes les propositions sont exactes, sauf une. Indiquez laquelle. Les personnalités histrioniques présentent les traits de caractère suivants :

☐ a. susceptibilité
☐ b. méfiance envers autrui
☐ c. théâtralisme
☐ d. immaturité affective
☐ e. influençable

422. Indiquez les réponses exactes. Concernant le modèle du coping :

☐ a. c'est un modèle issu de la psychanalyse
☐ b. il postule des réactions conscientes du patient
☐ c. les réactions du patient sont issues de son inconscient
☐ d. ils permettent au sujet d'adapter son comportement face au stress
☐ e. il équivaut aux mécanismes de défense

Réponses au QCM

349. c.

350. a. – d.

351. a. – b. – d. Il est toujours préférable, même avec un patient hospitalisé sous contrainte, de chercher son accord pour réaliser les soins.

352. a. – d. Les réponses b et e correspondent au préconscient et la réponse c au conscient. L'inconscient peut se comprendre comme l'ensemble des processus psychiques qui ne sont ni perçus ni contrôlés par la conscience et qui s'expriment dans les pulsions, les désirs, les rêves.

353. b. – e.

354. a. – c. – d. – e.

355. a. Selon le courant neurobiologique, la pathologie est considérée sous l'angle neurologique, c'est-à-dire en postulant l'origine organique des troubles mentaux. Ceux-ci sont liés aux neuromédiateurs, pour lesquels des médicaments sont utilisés afin de les stimuler ou de les inhiber, provoquant ainsi un changement de l'état psychique de l'individu. Ces neuromédiateurs sont la sérotonine, la noradrénaline et la dopamine.

356. a. – c. – e.

357. d.

358. a. – c. – e. Dans l'approche cognitivo-comportementale, La pathologie apparaît quand les schémas cognitifs deviennent trop rigides, entraînant de la souffrance et une inadaptation de la personne à elle-même ou à son environnement.

359. a. – c. – e.

360. e.

361. c. – e.

362. b. – c. – d.

363. c. – d.

364. a. – c. – d. Le trouble obsessionnel compulsif concerne des idées que le sujet sait étranges, mais il ne peut s'empêcher de combattre par des rituels l'anxiété qu'elles provoquent.

365. c. Jacques Lacan, Wilhelm Reich, Carl Gustav Jung et Mélanie Klein sont considérés comme des disciples ou des successeurs de Sigmund Freud.

366. a. – b. – e.

367. b. – d. – e.

368. b.

369. d.

370. d.

371. a. – b.

372. b. – d. – e.

373. c.

374. b. – d. L'analyse du transfert et du contre-transfert ainsi que les techniques d'association libre sont typiquement psychanalytiques.

375. e.
376. a. – b. – c. – e.
377. a. – b. – c. – e.
378. b. – c.
379. b. – d. – e.
380. c.
381. a. – b. – c.
382. b. – c. – e.
383. b. – c. – e. Le psychodrame utilise le jeu dramatique. Cette thérapie est proposée lorsque le patient éprouve des difficultés à s'exprimer en face à face, et tout particulièrement chez les enfants et les adolescents.
384. a. – d. – e.
385. a. – c. – d.
386. a. – e. Concernant la proposition c, l'illusion est une perception fausse ou déformée d'un objet réel, alors que l'hallucination est une perception sans objet.
387. e.
388. c. – d.
389. a. – c. – e.
390. a. – b. – d.
391. d.
392. d. Les définitions et concepts sont inversés dans les propositions a et e, b et c. C'est-à-dire que le néologisme est la formation de mots inventés et les stéréotypies sont les répétitions de gestes et de postures. Le fading est la diminution progressive jusqu'à arrêt du débit verbal et le barrage est un arrêt brutal de la parole au milieu d'une phrase.
393. b. – e.
394. d.
395. a. – c. Pour une séance de psychothérapie, le thérapeute peut être installé face au patient. Ce n'est pas le cas pour une psychanalyse.
396. b. – c. – d.
397. a. – c. – d. – e.
398. b. – e.
399. c.
400. b.
401. b. – d. – e. La bouffée délirante aiguë est souvent définie comme « un coup de tonnerre dans un ciel serein », d'où un début rapide et brutal, contrairement à ce qui est proposé ici.
402. b. – c. La thérapie de soutien n'est pas codifiée. Elle vise à réduire les symptômes, à apaiser les angoisses et restaurer l'estime de soi du patient. Elle repose sur l'attitude empathique du thérapeute en lien avec la théorie de la relation d'aide de Carl Rogers.
403. b. – c. – e.

404. a. – c. – d.
405. b. – c.
406. e.
407. a. – b. – d.
408. c. – d. – e.
409. b. – d. – e.
410. b. – d
411. c. Les instances psychiques « conscient, inconscient, préconscient » composent la première topique freudienne.
412. b. – e.
413. b.
414. d.
415. b. – e.
416. d.
417. b. – d.
418. a. – b.
419. a. – b. – d. – e.
420. a. – c. – d. – e.
421. b.
422. b. – d.

Entraînez-vous avec des QROC

423 – Différenciez trouble phobique et trouble obsessionnel compulsif.

....
....
....
....
....
....
....
....

424 – Énoncez 4 types de troubles que l'infirmière peut observer lors de l'évaluation clinique d'un patient hospitalisé en psychiatrie. Écrivez 3 exemples de surveillance pour chacun d'entre eux.

....
....
....
....

....

....

....

....

■ 425 – Citez 4 objectifs de soins poursuivis lors de la prise en charge d'un patient dépressif.

....

....

....

....

....

....

....

....

■ 426 – Énoncez 3 attitudes infirmières pouvant nuire à la relation avec un patient atteint de troubles obsessionnels compulsifs.

....

....

....

....

....

....

....

....

■ 427 – Définissez le terme : « syndrome dissociatif » puis citez ses 3 registres de manifestation. Ensuite, donnez un exemple pour chacun des registres, que vous illustrerez concrètement.

....

....

....

....

....

....

....

....

■ 428 – Expliquez la différence entre névrose et psychose.

....

....

....

....

....

....

....

....

■ 429 – Quels types de facteurs favorisants peuvent provoquer une altération psychique ? Donnez un exemple pour chacun d'entre eux.

....

....

....

....

....

....

....

....

■ 430 – Quelle utilité ont les examens complémentaires prescrits en psychiatrie ? Citez deux examens complémentaires et argumentez leur utilité.

....

....

....

....

....

....

....

....

■ 431 – Quel est l'objectif prioritaire pour un patient adressé aux urgences suite à une bouffée délirante aiguë ? Expliquez la conduite à tenir face à ce patient.

....

....

....

....

....

....

....

....

■ 432 – Expliquez les notions de normes, pathologique et anormal. Qu'est-ce qui différencie la dyade normal/anormal de pathologique ?

....

....

....

....

....

....

....

....

433 – Qu'est-ce que le modèle systémique en psychiatrie ? À quel moment la pathologie survient-elle dans ce modèle ?

....

....

....

....

....

....

....

....

434 – Comment définiriez-vous la personnalité borderline (état limite) ? Énoncez ses principaux traits de caractère et son mode de relation à autrui.

....

....

....

....

....

....

....

....

Réponses aux QROC

423

Dans la phobie simple, ce qui est redouté est une situation objective ou un objet extérieur qui peuvent être évités par la fuite.

Dans l'obsession phobique, ce qui est redouté, ce n'est pas la situation réelle, mais la pensée de cette situation ou de cet objet. Il suffit d'y penser pour que naisse le doute obsédant. Le comportement de fuite n'offre aucun rôle de réassurance.

La différence est donc l'étiologie de l'angoisse et sa conséquence : un objet ou une situation réelle menaçante entraînant un mécanisme de défense de fuite dans la phobie ; la pensée ou l'idée d'une situation menaçante entraînant des rituels dans le trouble obsessionnel compulsif.

En revanche, ce qui est commun, c'est l'utilité de la fuite et des rituels : ils servent à réduire ou annihiler, même provisoirement, l'anxiété.

■ 424

- Les troubles du comportement : surveillance de l'agitation, des compulsions, des bizarreries, des phobies, d'une fugue, du non-respect du règlement, de la passivité, de l'hyperactivité, de l'inhibition, de la présentation du patient (hygiène, aspect de ses vêtements).
- Les troubles affectifs : surveillance de l'anxiété, des pleurs, de l'humeur, etc.
- Les troubles cognitifs : surveillance de la conscience, de l'orientation temporo-spatiale, de la mémoire, des capacités intellectuelles, etc.
- Les troubles somatiques : surveillance de la qualité du sommeil, de l'alimentation, de la fréquence cardiaque, etc.
- Troubles de l'adaptation sociale (dans le service et les relations interpersonnelles) : surveillance du contact avec autrui. Le patient est-il solitaire, agoraphobe ? A-t-il peur du jugement des autres ? Surveillance de la relation avec les proches : dépendance, conflits, relation fusionnelle. Surveillance de la qualité du contact et du contenu du discours.

■ 425

Les objectifs peuvent être :

- éviter l'isolement du patient (social, affectif, etc.) ;
- éviter l'enfermement dans la douleur morale (souffrance) ;
- prévenir le risque suicidaire ;
- aider le patient à identifier sa souffrance ;
- aider le patient à reconquérir un équilibre affectif dans les relations familiales et sociales (accéder à un équilibre lui assurant un confort de vie et une meilleure réinsertion dans un milieu social) ;
- aider le patient à devenir acteur de ses soins.

■ 426

Les attitudes infirmières nuisibles peuvent être :

- avoir une attitude de rejet par rapport à ses compulsions et rituels ;
- le forcer à exprimer des pensées qu'il ne souhaite pas aborder ;
- juger ses comportements et rituels, ses dires et ses angoisses ;
- le contraindre à évoquer des évènements douloureux ;
- le tutoyer.

■ 427

Définition : le syndrome dissociatif est le morcellement de l'unicité de la personnalité (l'éclatement du moi). Il consiste en une rupture entre les processus assurant la cohérence du psychisme. Il en résulte des pensées, sentiments ou des actions apparemment incohérentes, contradictoires, exprimées au même moment.

Trois registres : intellectuel, affectif, comportemental.

Exemples et illustrations concrets :

- pour le registre intellectuel :
  - semi-mutisme (ou mutisme) : le patient ne parle quasiment jamais. Le soignant est confronté au silence du patient,

- logorrhée : le patient se met à parler si vite que l'infirmière ne comprend pas toujours tout,
- la création de mots nouveaux (ou néologisme) : le patient parle de sa mère en affirmant qu'elle est grosse comme un « sectosaure »,
- barrage : le patient entonne une chanson, s'arrête brutalement au milieu d'un couplet. le silence s'étire une dizaine de secondes, puis il nous confie que... ;
- pour le registre affectif : ambivalence : le patient m'a dit qu'il me détestait et il a tenté de m'embrasser sur la bouche ;
- pour le registre comportemental :
  - petit négativisme : le patient refuse de serrer la main que je lui tends. Il se force alors à fermer les paupières en grimaçant et refuse dès lors de les rouvrir,
  - bizarreries : le patient applaudit soudainement quelques secondes, avant de s'arrêter.

428

La différence entre névrose et psychose est sans doute la première approche indispensable pour percevoir avec clarté les maladies psychiatriques. Le sujet atteint de psychose n'est pas conscient du désordre de sa personnalité et de ses troubles (anosognosie), alors que celui qui souffre de névrose perçoit le caractère maladif de ses troubles. La personnalité est ce qui caractérise une personne, et les troubles de la personnalité chez les psychotiques s'accompagnent de troubles du comportement associés à une perte intermittente du contact avec la réalité. Le moi n'est pas correctement structuré et la conscience de soi altérée, contrairement à la névrose.

429

Type de facteurs favorisants : environnemental, développemental, culturel, toxique, génétique.

En terme **environnemental et développemental**, les carences de stimulation des parents vis-à-vis de l'enfant peuvent perturber la maturation psychologique de l'enfant. Il peut s'agir de défaut d'étayage ou de maltraitance. Plus tardivement, la survenue d'évènements stressants ou un stress durable peut provoquer des désordres psychologiques : perte d'un emploi, harcèlement au travail, insultes d'usagers, dévalorisation de la direction envers un employé, etc. Par ailleurs, la survenue d'un évènement traumatique peut créer un état de mal-être intense : après un accident de bus, un attentat, un enlèvement, etc. L'âge peut également jouer un rôle dans la survenue de déséquilibre psychologique (bouffée délirante aiguë : apparition plutôt chez le jeune adulte).

Le déracinement culturel peut générer des tensions psychiques difficilement tenables, tout comme l'exclusion sociale ou professionnelle, la vie en milieu urbain et un bas niveau économique.

La prise de **substances toxiques** telles que le cannabis, le LSD, l'alcool, la cocaïne ou l'héroïne peut provoquer des épisodes aigus et chroniques de crise psychique : délire aigu, chronique, addiction, dépression, etc.

Les causes peuvent être **génétiques**, mais également neurobiologiques lorsque le développement neuronal ne suit pas un processus normatif. Les maladies dégénératives se manifestent ou peuvent provoquer des troubles psychiatriques, comme la maladie d'Alzheimer. Plus rarement, des complications obstétricales peuvent être la source de maladies psychiatriques.

430

Les examens complémentaires donnent des indications sur les perturbations organiques. Ils visent à identifier des signes autres que les signes cliniques. En psychiatrie, les examens complémentaires sont surtout utiles pour établir un diagnostic différentiel et pour obtenir des valeurs de référence afin de surveiller des effets secondaires de thérapeutiques futures.

Exemples :

- scanner cérébral pour repérer une tumeur pouvant être à l'origine d'un trouble du comportement, d'hallucinations, d'une dépression ;
- T3 T4 TSH pour évaluer une hypo ou une hyperthyroïdie potentiellement à l'origine de troubles de l'humeur ;
- numération de la formule sanguine pour détecter une éventuelle anémie pouvant expliquer une asthénie, une fatigue ;
- ECG pour détecter des torsades de pointe, effet secondaire des neuroleptiques ;
- etc.

431

Objectif prioritaire : mettre le patient en sécurité physique et psychique.

La bouffée délirante aiguë constitue une urgence psychiatrique.

Conduite à tenir :

- évaluer le délire et la symptomatologie ;
- offrir un cadre contenant ;
- faire preuve de calme ;
- informer le patient de ce que l'on fait ;
- être à l'écoute sans adhérer au délire et sans le critiquer ;
- se placer physiquement à une distance suffisante pour éviter les risques d'hétéro-agressivité ;
- parler peu, avec des actions centrées sur le réel et ce qu'il convient de faire concrètement. Un patient délirant n'est pas accessible à la discussion ;
- ne pas juger les propos même s'ils paraissent étranges ou déplacés ;
- ne pas écouter trop longuement un patient délirant car il risque d'inclure l'infirmière dans son délire ;
- ne pas reformuler ou essayer de remettre en question le délire ;
- administrer les traitements par voie orale ou injectable (en demandant de l'aide si le patient se montre opposant).

432

Une norme désigne un état habituellement répandu ou un moyen considéré le plus souvent comme une règle à suivre. Le comportement est normé selon l'interprétation que l'on en fait, selon sa légitimité ou non dans un contexte donné. La force des normes tient dans les sanctions positives ou négatives qu'elles entraînent.

Le pathologique est ce qui affecte, ce qui est ressenti douloureusement et qui, en définitive, cause un dommage à celui qui en est atteint. C'est une notion subjective. Le pathologique désigne aussi quelque chose de fondamentalement différent (dévié, déformé, autre) qui introduit un désordre.

L'anormal, contrairement au pathologique, n'a rien de subjectif. Il se définit objectivement comme l'exception à une norme. L'anormal est une dérogation à une norme (« contraire à la règle »), qu'elle soit morphologique, structurale ou fonctionnelle. L'anormal ainsi peut exister en soi, c'est une réalité, indépendamment de toute relation « pathogène ». C'est une notion objective.

La désignation comme normal ou pathologique ne se fait pas hors d'une organisation sociale et elle ne prend sens qu'en fonction de ce contexte. La perception de la frontière entre normal et pathologique répond à un système de représentations donné.

La frontière entre le normal et le pathologique renvoie à d'autres frontières auxquelles elle se superpose souvent, comme celles qui existent entre les notions de santé et de maladie, mais aussi de pureté et d'impureté ou d'ordre et de désordre, de chance et d'infortune, de hasard et de contrôle, etc.

Ce qui différencie essentiellement normal/anormal et pathologique est la notion d'objectivité avec sanctions pour le premier, et de subjectivité induisant une tentative de traitement pour le second.

■ 433

L'individu est considéré au regard des systèmes dans lesquels il évolue. Il n'existe pas sans eux. Le plus important de ces systèmes est ici la famille. Un système est « un ensemble d'éléments en interaction dynamique, organisés en fonction d'un but. » Si un élément du système est modifié, alors tout le système l'est. Chaque système peut être étudié selon sa finalité, sa complexité et la communication à l'intérieur de celui-ci.

La pathologie survient quand les interactions au sein d'un système sont modifiées. Le symptôme d'une maladie est le révélateur d'un problème lié au système (famille, travail, etc.). Il est une réponse à des modifications ou à un dysfonctionnement du système du point de vue de l'individu souffrant.

■ 434

Définition : Les états limites se caractérisent par une personnalité qui oscille entre névrose et psychose. Les pathologies limites sont la conséquence de facteurs environnementaux. Des traumatismes précoces marquent l'enfance du sujet qui en souffre (maltraitance, séparation des ou d'avec les parents, viol, agression physique, etc.). Un objet important était présent et est venu à manquer brutalement. L'appareil psychique de l'enfant n'a pu gérer la détresse et a été débordé. L'angoisse du sujet borderline est une angoisse de perte, d'abandon.

Mode relationnel : De ce fait, la personnalité borderline se distingue par l'instabilité de sa relation aux autres, une impulsivité et une dépressivité. Ses relations oscillent entre dépendance et agressivité exacerbées.

Traits de caractère :

- crainte angoissante de l'abandon (abandonnisme) ;
- sentiment chronique de vide et d'ennui ;
- relations interpersonnelles excessives avec alternance idéalisation/rejet ;
- impulsivité ;
- angoisse diffuse ;
- instabilité émotionnelle ;
- répétition de gestes auto-agressifs.

Entraînez-vous avec des analyses de situation

435

Mme Bergeal se présente avec sa fille Mathilda, âgée de 21 ans, au Centre d'accueil et de crise (CAC). Elle raconte qu'elle a d'énormes difficultés avec sa fille, porteuse d'une schizophrénie paranoïde. Elle explique : « Hier, elle a recommencé à faire n'importe quoi. Elle me fait un peu peur. Ce matin, elle m'a dit qu'elle me détestait et elle m'a embrassé sur la bouche. » Elle dit que Mathilda a refusé de se laver et qu'elle n'est presque pas sortie de son lit depuis hier après-midi alors qu'elle ne dormait pas.

Lors de l'entretien, Mathilda refuse de serrer la main de l'infirmière en entrant dans la pièce. Elle s'assoit sur la chaise et applaudit soudainement, quelques secondes, avant de s'arrêter. Elle ne répond à aucune des questions posées. Tout à coup, Mathilda dit : « Je me transforme en cafard. Comme un gros sectosaure. » Elle se force alors à fermer les paupières en grimaçant et refuse dès lors de les rouvrir. « Je suis en mission pour le seigneur » chuchote-t-elle avant de se taire. L'IDE décide, confrontée au silence de Mathilda, de mettre un terme à l'entretien. Mathilda rouvre alors les yeux et hurle : « Sors de là, je te vois Maître Gims, et arrête de chanter ça ! » en regardant le mur derrière l'IDE. Puis elle entonne une chanson de Sexion d'Assaut, s'arrête brutalement au milieu du refrain. Le silence s'étire une dizaine de secondes. Mathilda vous confie alors, visiblement anxieuse : « Il m'oblige à le faire, je ne peux pas l'en empêcher. » Là, elle vous fixe et affirme : « Ton pull bleu, je sais que c'est un code pour ma mère. C'est le code pour me tuer. Je sais que ça va arriver le 27 janvier 2018. » Puis elle continue à parler de sa mère en baissant progressivement l'intensité de sa voix avant de hurler : « Je veux partir. »

Au regard des éléments du texte et du diagnostic médical, procédez à l'examen du délire de Mathilda. Illustrez votre analyse avec les éléments cliniques du texte.

....

....

....

....

....

....

....

....

■ **Mathilda présente des éléments caractéristiques des syndromes dissociatifs et autistiques. Illustrez-les avec les éléments cliniques du texte.**

....

....

....

....

....

....

....

....

■ **436**

Vous êtes infirmière dans le service d'accueil et d'urgence (SAU). Le 20 septembre, vous recevez Monsieur Durden, 43 ans, conducteur d'engins dans le bâtiment. Il est marié et a deux filles de 18 et 20 ans.

Lors de l'entretien d'accueil, vous constatez qu'il s'exprime d'une voix monocorde et éprouve des difficultés à exposer ses idées. Il dit se sentir mal dans sa peau depuis un mois sans parvenir à expliquer pourquoi. Il dit : « Je sais que je ne vaux plus rien. Je ne sais plus rien faire, même pas conduire alors que c'est mon boulot ». Par ailleurs, il se réveille systématiquement à 4 h du matin. Il continue : « Je n'ai même plus envie de regarder le foot à la télé avec mes amis ». Monsieur Durden finit par conclure : « Et j'ai mal à la tête aussi... dès fois... souvent... Je crois que je ferais mieux de me foutre en l'air. »

En aparté, sa femme vous confie que son mari ne mange quasiment plus rien et qu'il éprouve des difficultés à prendre des décisions, même pour des actions de la vie quotidienne. Elle vous explique qu'il n'était pas comme ça il y a encore trois semaines.

■ **Au regard des signes cliniques présentés par M. Durden, de quelle pathologie est-il porteur ? Argumentez votre réponse en l'illustrant d'éléments du texte.**

....

....

....

....

....

....

....

....

437

Patricia, 26 ans, étudiante à l'ENA, est admise dans le service de psychiatrie en hospitalisation libre depuis hier soir. C'est une étudiante brillante et très investie dans ses études, ne consacrant que peu de temps à ses loisirs, sauf à sa collection de timbres et de tickets de cinéma. Sa réussite est sa seule préoccupation, elle dit « ne pas avoir droit à l'échec ». Elle reconnaît aussi prendre beaucoup de temps pour son travail car elle est de nature minutieuse. Perfectionniste, elle a besoin de vérifier régulièrement ce qu'elle rédige, parce qu'elle doute systématiquement de ses raisonnements.

Depuis un an, elle souffre de troubles obsessionnels. D'abord discrets, ils ont pris beaucoup d'ampleur ces dernières semaines, au point que Patricia vient d'interrompre ses études car elle ne peut plus sortir de chez elle. Elle passe des heures à faire sa toilette, surtout à se laver les mains au moment de sortir de chez elle. Elle se sent obligée de vérifier à plusieurs reprises la fermeture des robinets, du gaz, de la porte. Elle sait que tout cela est ridicule et inutile.

À son arrivée dans le service, elle est plutôt réservée. C'est une jeune fille mince, au visage tendu et anxieux. Lors de l'entretien d'accueil, elle se dit incapable d'arrêter ses rituels, mais veut que cela cesse. Elle regrette de ne pouvoir mener une vie « normale » comme tous les jeunes de son âge.

Hormis les troubles de la personnalité, énoncez les 2 autres caractéristiques de la névrose obsessionnelle et définissez-les.

....
....
....
....
....
....
....
....

Relevez dans le texte tous les éléments en faveur de ce diagnostic et classez-les selon ces 3 caractéristiques.

....
....
....
....
....
....
....
....

Énoncez l'objectif de soins principal concernant Patricia.

....

....

....

....

....

....

....

....

438

À son arrivée dans le service il y a trois semaines, Jules (17 ans) était triste, il déambulait en salle ou restait devant la porte d'entrée avec sa valise. Il nous disait : « Pourriez-vous m'ouvrir la porte s'il vous plaît ? » Il était très ralenti, tout comme ses gestes et sa démarche. Il avait un sentiment d'indignité, de culpabilité. Il se plaignait sans cesse : « Je ne m'en sortirai jamais », « je suis un poids pour vous, je n'aurais jamais dû venir au monde », « il vaudrait mieux que je meure ». Sur le plan physiologique, il mangeait peu. On devait l'aider pour prendre sa douche et il se levait très tôt le matin. Ensuite, le médecin l'a mis sous Effexor et Valium. Depuis, son état s'est bien amélioré, il mange mieux, il fait sa toilette seul et il a de bons contacts avec les autres ados. Il participe aux activités et aux ateliers.

Depuis ce matin, il se dit en pleine forme et proclame avoir un projet pour améliorer la condition des gens en Arabie Saoudite avant de parler d'un séjour au Canada puis de son envie d'acheter une Harley-Davidson. Jules est désinhibé en paroles et en gestes : il déambule avec une casquette et des lunettes de soleil en salle en disant « Yo man, c'est cool ! » et tente d'embrasser une patiente. Jules a beaucoup de projets, les soignants le trouvent *speed*. Il siffle en salle, se dit en « pleine forme » et affirme : « je me sens léger. J'ai le moral qui crève le plafond. » Par ailleurs, il construit des phrases par assonances : « Patrick t'as la trique », « Isabelle poubelle », « Claire-Odile t'es débile », etc. et donne des surnoms aux personnes (Minie, Benoît Poelvoorde, etc.).

Quel est le problème de santé de Jules à ce jour ?

....

....

....

....

....

....

....

....

De quelle pathologie est *a priori* atteint Jules ? Argumentez votre réponse en vous aidant des éléments du texte.

....
....
....
....
....
....
....
....

Réponses aux cas cliniques

435

L'examen du délire

Début : **Brutal.** « Hier, soudainement, elle a recommencé à faire n'importe quoi. »

Thèmes :

- mystique (messianique) : « je suis en mission pour le seigneur » (mission divine) ;
- influence : « Il m'oblige à le faire, je ne peux pas l'en empêcher » ;
- transformation corporelle : « je me transforme en cafard » ;
- persécution : « C'est le code pour me tuer » (persécuteur désigné : la mère).

Mécanismes :

- hallucinations :
  - traitement psychosensoriel : « Je me transforme en cafard » (cénesthésiques), « Sors de là, je te vois Maître Gims » en regardant le mur derrière vous » (visuelles) « Et arrête de chanter ça » (auditives),
  - traitement psychique : « Il m'oblige à le faire, je ne peux pas l'en empêcher. » (syndrome d'influence) ;
- interprétatifs (raisonnement erroné à partir le plus souvent de faits réels) : « Ton pull bleu, je sais que c'est un code pour ma mère. C'est le code pour me tuer. » ;
- imaginatif (fabulations imaginaires reconnues comme des constructions logiques, adaptées à la réalité par le patient) : « Je suis en mission pour le seigneur. » ;
- intuitifs (mode de connaissance immédiate sans élaboration logique qui s'impose comme une certitude « soudain j'ai tout compris ») : « Je sais que ça va arriver le 27 janvier 2018. »

Organisation : délire paranoïde (non systématisé).

Vécu délirant : angoisse importante, avec exécution.

Adhésion : absence de critique ou adhésion totale (conviction délirante absolue).

Signe somatique : insomnie.

Le syndrome dissociatif

Morcellement de l'unicité de la personnalité (l'éclatement du moi). Rupture entre les processus assurant la cohérence du psychisme. Il en résulte des pensées, sentiments ou des actions incohérentes apparemment, contradictoires, exprimées au même moment. Ce syndrome se manifeste selon trois registres :

- le registre intellectuel :
  - semi-mutisme (ou mutisme) : « Elle ne parle quasiment jamais » « confronté au silence de Mathilda »,
  - logorrhée : « Elle se met à parler si vitte qu'elle ne comprend pas toujours tout »,
  - création de mots nouveaux (ou néologisme) : « Comme un gros sectosaure. »,
  - barrage : « Puis elle entonne une chanson, s'arrête brutalement au milieu d'un couplet. Le silence s'étire une dizaine de secondes. Mathilda vous confie alors... » ;
- le registre affectif : ambivalence : « elle m'a dit qu'elle me détestait et elle m'a embrassé sur la bouche » ;
- le registre comportemental :
  - petit négativisme : « Mathilda refuse de serrer la main que vous lui tendez », « elle se force alors à fermer les paupières en grimaçant et refuse dès lors de les rouvrir. »,
  - bizarreries : « ... et applaudit soudainement, quelques secondes, avant de s'arrêter ».

Le syndrome autistique

L'autisme schizophrénique (ou symptômes négatifs ou syndrome autistique) :

- incurie : « Mathilda a refusé de se laver » ;
- clinophilie : « elle n'est presque pas sortie de son lit depuis hier après-midi alors qu'elle ne dormait pas. » ;
- apragmatisme : « On dirait qu'elle ne veut plus rien faire ».

436

M. Durden est atteint d'un syndrome dépressif. Il présente la triade symptomatologique de la dépression (*cf.* ci-dessous) depuis plus de quinze jours, et cela marque une rupture avec son comportement habituel

- Humeur triste (ou dépressive) :
  - il dit se sentir mal dans sa peau depuis un mois sans parvenir à expliquer pourquoi (tristesse morale),
  - « Je sais que je ne vaux plus rien » (perte de l'estime de soi),
  - « Je ne sais plus rien faire, même pas conduire alors que c'est mon boulot » (autodévalorisation),
  - « Je n'ai même plus envie de regarder le foot à la télé avec mes amis » (anhédonie),
  - « Je crois que je ferais mieux de me foutre en l'air » (idées suicidaires) ;

- Ralentissement psychomoteur (ou inhibition psychomotrice) :
  - il éprouve des difficultés à exprimer ses idées (bradypsychie) ;
  - il éprouve des difficultés à prendre des décisions, même pour des actions de la vie quotidienne (Aboulie) ;
  - il s'exprime d'une voix monocorde.
- Signes somatiques :
  - depuis deux mois, il se réveille systématiquement à 4 h du matin. (insomnie de deuxième partie de nuit),
  - Et j'ai mal à la tête aussi... dès fois... souvent... (céphalées),
  - Son mari ne mange quasiment plus rien (anorexie).

Pour parler de syndrome dépressif, il faut :
- la présence d'au moins 5 symptômes de cette liste (dont au moins 1 des 2 premiers items) :
  - humeur dépressive ;
  - désintérêt ou perte d'un plaisir ;
  - insomnie ou hypersomnie ;
  - perte ou gain de poids significatif ;
  - ralentissement ou agitation ;
  - fatigue ou perte d'énergie ;
  - culpabilité ou autodévalorisation ;
  - baisse de l'aptitude à penser ou à se concentrer ;
  - idée de mort ou de suicide.
- Durée supérieure ou égale à deux semaines.
- Indices de handicap (social, familial, professionnel).

437

La névrose obsessionnelle se caractérise par :
- des troubles de la personnalité ou personnalité obsessionnelle ;
- des **obsessions** : c'est une pensée absurde ou déplacée qui fait irruption de façon brutale et répétitive dans la tête d'un sujet.
- des **compulsions** : ce sont des actes délibérés et stéréotypés dont l'objectif est de neutraliser les idées obsédantes.

La personnalité obsessionnelle (troubles de la personnalité) :
- investissement excessif pour le travail : « elle ne donne pas de temps à ses loisirs » et « sa réussite est sa seule préoccupation » ;
- nature minutieuse et nature perfectionniste, « dit ne pas avoir droit à l'échec » « Perfectionniste, elle a besoin de vérifier régulièrement ce qu'elle rédige » ;
- elle doute systématiquement de ses raisonnements : « parce qu'elle doute systématiquement de ses raisonnements. » ;
- elle aime le collectionnisme : « ne consacrant que peu de temps à ses loisirs, sauf à sa collection de timbres et de tickets de cinéma ».

Les obsessions :
- doute de la validité de ses raisonnements ;
- doute de la bonne fermeture des portes et robinets, du gaz ;
- doute d'avoir suffisamment lavé ses mains.

Les compulsions :

- de lavage : la forte contrainte de se laver et surtout de se laver les mains, passe des heures à faire sa toilette, à se laver les mains ;
- de vérification : obligation de vérifier à plusieurs reprises la fermeture des éléments à risque ;
- Patricia est consciente de l'absurdité et de l'inutilité de ces obsessions et compulsions, mais elle ne peut s'y soustraire.

L'objectif de soins principal concernant Patricia est de lui permettre de vivre sans être invalidée par ses rituels, idées obsédantes ou activités compulsionnelles.

438

À ce jour, le problème de santé de Jules est le virage maniaque sous antidépresseur chez un patient mélancolique. Le patient est a priori atteint de troubles bipolaires. Le diagnostic sera posé si Jules présente quatre épisodes thymiques en 12 mois.

Il est arrivé dans le service pour une mélancolie et présente à ce jour un épisode maniaque.

La bipolarité est une maladie cyclique dans lesquels l'humeur oscille entre tristesse et exaltation, avec des intervalles libres entre les accès.

Pour la phase mélancolique

- **Humeur triste** (ou plate) :
  - tristesse : « Il était triste », « Il faisait de la peine, vraiment »,
  - idées mélancoliques avec : incurabilité « Je ne m'en sortirai jamais » et indignité, autoculpabilité : « Je suis un poids pour vous, je n'aurais jamais dû venir au monde », « Je suis un poids pour vous, je ne vous mérite pas. »,
  - verbalise des idées de mort : « Il vaudrait mieux que je meure »
  - anhédonie : « Les résultats scolaires de Jules ont fléchi depuis la rentrée corrélée à une rupture sentimentale. De plus il a cessé de pratiquer ses activités extra scolaires, le tennis et le piano. Il n'y trouve plus d'intérêt. »
- **Ralentissements psychomoteurs** : « Il était très ralenti, ses gestes, sa démarche, etc. », « Il déambulait en salle ou restait devant la porte d'entrée avec sa valise ».
- **Signes somatiques** :
  - anorexie : « il mangeait peu. »
  - incurie : « On devait l'aider pour prendre sa douche »
  - insomnie de deuxième partie de nuit : « et il se levait très tôt le matin. ».

Pour la phase maniaque

- **Exaltation de l'humeur** : humeur gaie, joviale, il se dit en pleine forme : « Je me sens léger. » « J'ai le moral qui crève le plafond. » « Il siffle en salle ».
- **Idées mégalomaniaques** : proclame avoir un projet pour améliorer la condition des gens en Arabie Saoudite.

- **Accélération psychomotrice** :
  - coq à l'âne : proclame avoir un projet pour améliorer la condition des gens en Arabie Saoudite avant de parler d'un séjour au Canada puis de son désir d'acheter une Harley-Davidson.
  - ludisme, jeux de mots : il construit des phrases par assonances (ludisme) : « Patrick t'as la trique », « Isabelle poubelle », « Claire-Odile t'es débile » et donne des surnoms aux personnes.
  - tachypsychie : Jules a beaucoup de projets, les soignants le trouvent speed.
  - tenue excentrique : il déambule avec une casquette et des lunettes de soleil en salle.
- **Signes somatiques** : hypersexualité (augmentation de la libido) : tente d'embrasser une patiente.

CHAPITRE

6 UE 3.1 – Raisonnement clinique et démarche infirmière

PRÉREQUIS

Testez votre niveau sur les prérequis

▶ UE 3.1.S1 – Raisonnement et démarche clinique infirmière

Dans cet enseignement, les objectifs sont d'identifier les problèmes réels et potentiels d'une personne ou d'un groupe de personnes dans une situation de santé ou de soin, de repérer les modèles d'intervention en soins infirmiers et de s'approprier des modes de raisonnement adaptés à l'évaluation des situations de soins.

439 – Indiquez la bonne réponse. L'objet de la discipline infirmière est :

☐ a. le soin
☐ b. la santé
☐ c. la maladie
☐ d. l'homme dans son espace singulier
☐ e. l'homme dans ses relations

440 – Indiquez les bonnes réponses. Au cœur des soins infirmiers, les courants de pensée socles sont :

☐ a. le pragmatisme
☐ b. l'humanisme
☐ c. le libéralisme
☐ d. le socialisme
☐ e. l'humanitude

441 – Indiquez les bonnes réponses. Selon Virginia Henderson, l'Homme est :

☐ a. un individu qui possède son indépendance
☐ b. un individu qui cherche l'indépendance et fait tout pour la conserver
☐ c. un individu qui a besoin d'être pris en charge
☐ d. un individu qui dispose de toutes les ressources nécessaires à son indépendance
☐ e. un individu qui peut être accompagné vers l'indépendance

442 – Indiquez les bonnes réponses. La démarche clinique infirmière est une suite d'opérations qui aboutit à :

☐ a. l'utilisation des connaissances professionnelles
☐ b. une démarche diagnostique
☐ c. une planification des soins

- ☐ d. un arrêt des traitements
- ☐ e. une résolution de problèmes

443 – Indiquez les bonnes réponses. La dépendance est liée à :

- ☐ a. des incapacités
- ☐ b. des capacités
- ☐ c. des besoins
- ☐ d. des attentes
- ☐ e. des dispositions

Réponses aux prérequis

Le barème :

- toutes les réponses sont conformes : 1 point;
- 1 réponse non conforme : 0,5 point;
- 2 réponses non conformes : 0,3 point;
- 3 ou plus de réponses non conformes : 0 point.

Question	Réponse	Points obtenus
439	d.	
440	b. – e.	
441	b. – d. – e.	
442	a. – b. – e.	
443	a. – b.	
TOTAL		

Vous avez obtenu moins de 3/5 : vous devez réviser vos cours et refaire une séance d'entraînement sur l'UE 3.1 Raisonnement et démarche clinique infirmière du semestre 1.

Vous avez obtenu plus de 3/5 : passez au test suivant.

OBJECTIFS/CONTENU DE L'UE

Objectifs de l'unité d'enseignement[1]

- Développer une démarche réflexive permettant une prise de décision adaptée
- Développer sa capacité d'analyse critique des modes d'intervention en soins

1. Auteur référent : Catherine Müller.

Éléments de contenu

- Le recueil des données cliniques
- Les méthodes et les outils de mesure de l'autonomie
- La problématisation et la méthode de résolution de problème
- Les plans de soins types
- Les liens entre le jugement clinique, le plan d'intervention et l'évaluation des résultats
- L'utilisation des connaissances, de la démarche et des outils auprès des populations ciblées
- Les transmissions écrites et orales

TESTEZ-VOUS

Testez vos connaissances

444 – Indiquez les bonnes réponses. Les étapes de la démarche clinique sont :

- ☐ a. le recueil de données
- ☐ b. l'analyse des données
- ☐ c. la planification des soins
- ☐ d. la réalisation des soins
- ☐ e. la démarche qualité

445 – Indiquez les bonnes réponses. Comprendre les besoins d'une personne c'est :

- ☐ a. adapter le milieu à ses attentes
- ☐ b. répondre à ses attentes
- ☐ c. répondre à une situation donnée
- ☐ d. adapter sa réponse
- ☐ e. s'adapter à son environnement

446 – Indiquez les bonnes réponses. La théorie est un principe général qui gouverne les pratiques. Les théories qui soutiennent les soins infirmiers sont influencées par :

- ☐ a. Sigmund Freud
- ☐ b. Virginia Henderson
- ☐ c. Michel Foucault
- ☐ d. Hildegarde Peplau
- ☐ e. Milton Erickson

447 – Indiquez les bonnes réponses. Les théories du soin de Virginia Henderson sont influencées par :

- ☐ a. Peplau
- ☐ b. Freud

☐ c. Roy
☐ d. Maslow
☐ e. Erickson

448 – Indiquez les bonnes réponses. Les théories du soin d'Hildegarde Peplau sont influencées, entre autres, par :

☐ a. la psychanalyse
☐ b. la psychologie
☐ c. la phénoménologie
☐ d. l'ethnologie
☐ e. la sociologie

449 – Indiquez les bonnes réponses. La maladie est « *une altération des fonctions dont la cause est connue* » (Larousse). Le diagnostic d'une maladie se fait donc à partir de :

☐ a. de l'identification d'un ou plusieurs syndromes
☐ b. de signes spécifiques
☐ c. des habitudes de vie du patient
☐ d. de la connaissance des habitudes de vie de la population générale
☐ e. du vécu et du ressenti du patient

450 – Indiquez la bonne réponse. Prendre soin se dit *caring* en anglais. Développé par Jean Watson, ce concept implique :

☐ a. une attitude empathique
☐ b. une congruence totale
☐ c. une capacité à porter attention à autrui
☐ d. une capacité à s'occuper d'autrui
☐ e. une capacité à se distancier

451 – Indiquez la bonne réponse. Être indépendant est en lien avec :

☐ a. des besoins
☐ b. des attentes
☐ c. des envies
☐ d. des dispositions
☐ e. des capacités

452 – Indiquez les bonnes réponses. La notion de besoin telle que définie par Abraham Maslow se base sur les besoins fondamentaux et se construit par étape. Parmi les besoins identifiés, il existe :

☐ a. les besoins de survie
☐ b. les besoins de dépendance
☐ c. les besoins d'appartenance
☐ d. les besoins de reconnaissance
☐ e. les besoins d'estime

453 – Indiquez les bonnes réponses. Il existe différents modèles, support du raisonnement clinique infirmier. Parmi ces modèles, on connaît :

☐ a. le modèle hypothético-déductif
☐ b. la mémorisation

☐ c. l'anticipation
☐ d. l'invention
☐ e. la formulation d'hypothèses

Bilan du test

Le barème :

- toutes les réponses à une question sont conformes : 1 point ;
- 1 réponse est non conforme : 0,5 point ;
- 2 réponses sont non conformes : 0,3 point ;
- 3 réponses ou plus sont non conformes : 0 point.

Questions	Réponses	Points obtenus
444	a. – b. – c. – d.	
445	a. – d. – e.	
446	b. – c. – d.	
447	d. – e.	
448	a. – c.	
449	b. – c. – e.	
450	a. – b. – c. – d.	
451	b.	
452	a. – c. – d. – e.	
453	a. – c. – e.	
TOTAL		

Vous avez moins de 5/10 : l'essentiel n'est pas maîtrisé. Révisez vos cours avant de commencer l'entraînement.

Vous avez entre 5 et 7/10 : il faut poursuivre vos efforts. Vous avez déjà acquis certaines notions, mais celles-ci doivent être renforcées. Révisez les thèmes sur lesquels vous avez perdu des points avant de commencer l'entraînement.

Vous avez plus de 7/10 : consolidez vos acquis. Vous êtes presque prêt ; poursuivez vos efforts en vous entraînant.

ENTRAÎNEZ-VOUS

Entraînez-vous avec des QCM

Consignes : une ou plusieurs bonnes réponses sont attendues pour l'ensemble des questions.

454 – Hildegarde Peplau a décrit plusieurs rôles pour l'infirmier parmi lesquels :

☐ a. le rôle de personne ressource
☐ b. le rôle d'influenceur

- ☐ c. le rôle de conseiller
- ☐ d. le rôle de substitut
- ☐ e. le rôle d'expert

455 – La démarche clinique :
- ☐ a. est un processus intellectuel
- ☐ b. repose sur des références systématiques
- ☐ c. repose sur des modèles conceptuels
- ☐ d. est dynamique
- ☐ e. est évolutive

456 – L'entretien auprès de la personne soignée peut être :
- ☐ a. laissé à la libre parole de la personne soignée
- ☐ b. semi-directif
- ☐ c. guidé
- ☐ d. non directif
- ☐ e. souple

457 – Le projet de soin est toujours issu de la démarche clinique. Il doit être :
- ☐ a. situé dans le temps
- ☐ b. hors de l'environnement de la personne
- ☐ c. permanent
- ☐ d. contextualisé en fonction des ressources de la personne
- ☐ e. contextualisé en fonction des ressources de l'infirmière

458 – L'indivualité, chez les êtres vivants, est caractérisée par :
- ☐ a. des éléments individuels uniques
- ☐ b. des éléments communs avec les autres individus de la même espèce
- ☐ c. des éléments uniques et pourtant partagés
- ☐ d. la formation d'un ensemble d'une singularité qui lui est propre
- ☐ e. un code génétique commun

459 – L'unicité d'un individu est constituée :
- ☐ a. d'une expérience de vie individuelle
- ☐ b. d'une expérience de vie partagée
- ☐ c. de caractéristiques biologiques
- ☐ d. de caractéristiques culturelles
- ☐ e. de caractéristiques physiques

460 – Le raisonnement qu'utilise l'infirmière se situe dans ses domaines d'activités, parmi lesquels :
- ☐ a. le rôle de prescription
- ☐ b. le rôle sur prescription
- ☐ c. le rôle en collaboration
- ☐ d. le rôle de formation
- ☐ e. le rôle propre

■ 461 – Le recueil des données cliniques par l'infirmière est réalisé au cours d'un entretien d'accueil. Les conditions de bonne réalisation de cet entretien sont :

☐ a. un moment calme et agréable
☐ b. un moment court mais efficace
☐ c. un moment délicat donc encadré et organisé
☐ d. un moment regroupant examen clinique et médical
☐ e. un moment regroupant entretien infirmier et examen clinique

■ 462 – Recueil des données cliniques : la mesure de la pression artérielle doit se faire au repos. Les résultats *normaux* pour l'adulte sont :

☐ a. TA systolique = 110 à 120 mmHg
☐ b. TA systolique = 100 à 140 mmHg
☐ c. TA systolique = 90 à 130 mmHg
☐ d. TA diastolique = 60 à 100 mmHg
☐ e. TA diastolique = 50 à 90 mmHg

■ 463 – Recueil des données cliniques : la mesure de glycémie capillaire doit se faire à jeun. Les résultats *normaux* pour l'adulte sont :

☐ a. 3,1 à 6 mmol/L
☐ b. 2,5 à 5 mmol/L
☐ c. 0,5 à 1 g/L
☐ d. 0,7 à 1,20 g/L
☐ e. 0,9 à 1,50 g/L

■ 464 – Recueil des données cliniques : la mesure de la fréquence respiratoire doit se faire au repos. Les résultats *normaux* pour l'adulte sont :

☐ a. 10 à 15 mouvements/min
☐ b. 10 à 20 mouvements/min
☐ c. 12 à 20 mouvements/min
☐ d. 15 à 30 mouvements/min
☐ e. 20 à 30 mouvements/min

■ 465 – Les intérêts du raisonnement clinique infirmier sont, entre autres, de :

☐ a. entrer en contact avec le patient
☐ b. recueillir des informations exhaustives
☐ c. renseigner uniquement le dossier de soins
☐ d. instaurer une écoute active
☐ e. assurer des transmissions pertinentes

■ 466 – L'analyse et l'interprétation des données cliniques permettent le développement de la relation IDE/patient à travers plusieurs phases :

☐ a. la phase de relation
☐ b. la phase d'orientation
☐ c. la phase d'identification
☐ d. la phase d'exploitation
☐ e. la phase de résolution

467 – Pour porter un jugement clinique, l'infirmière :

- ☐ a. comprend les problèmes
- ☐ b. pose un jugement
- ☐ c. s'appuie sur un diagnostic
- ☐ d. décide des actions
- ☐ e. saisi les tenants et aboutissants d'une situation

468 – Pour un infirmier, parvenir à poser un jugement clinique repose sur :

- ☐ a. des intuitions
- ☐ b. des connaissances théoriques
- ☐ c. une expérience clinique
- ☐ d. une pensée professionnelle selon un schéma prédéfini
- ☐ e. une pensée raisonnée et critique

469 – La démarche de soins comporte plusieurs volets complémentaires, à savoir :

- ☐ a. le volet empirique
- ☐ b. le volet critique
- ☐ c. le volet hypothétique
- ☐ d. le volet diagnostic
- ☐ e. le volet thérapeutique

470 – Les opérations mentales du raisonnement clinique sont multiples, et l'intuition y a toute sa place. De ce point de vue, l'intuition est :

- ☐ a. un mode de connaissance immédiat
- ☐ b. une impression d'évidence
- ☐ c. un mode de connaissance irraisonné
- ☐ d. une forme de raisonnement permettant de poser une conclusion
- ☐ e. une forme de raisonnement pas toujours possible à expliquer

471 – Les transmissions ont pour objectif de :

- ☐ a. faire aboutir une démarche réflexive
- ☐ b. utiliser ses capacités d'analyse critique
- ☐ c. assurer le relais
- ☐ d. assurer la continuité des soins
- ☐ e. élaborer un projet de soin personnalisé

472 – La pensée critique est un concept développé en philosophie et en pédagogie. Elle se compose d'éléments :

- ☐ a. scientifiques
- ☐ b. immatériels
- ☐ c. concrets
- ☐ d. substraits
- ☐ e. abstraits

473 – Les moyens utiles au recueil de données sont :

- ☐ a. l'observation
- ☐ b. l'entretien

☐ c. la recherche
☐ d. l'examen clinique
☐ e. la lecture de documents

474 – Dans la démarche clinique, l'observation est un élément essentiel. Elle est l'aboutissement d'un cheminement dont les composants sont :
☐ a. la sensation
☐ b. l'impression
☐ c. la perception
☐ d. l'intention
☐ e. l'attention

475 – Pour l'infirmière, l'observation nécessite des capacités de communication. Dans la démarche clinique, l'observation peut être de plusieurs ordres. Dans ce cas, elle est dite :
☐ a. visuelle
☐ b. empirique
☐ c. fonctionnelle
☐ d. auditive
☐ e. thérapeutique

476 – En pratique, l'infirmière utilise plusieurs types de communication, parmi lesquels :
☐ a. la communication verbale
☐ b. la communication manuelle
☐ c. la communication réciproque
☐ d. la communication artisanale
☐ e. la communication non verbale

477 – Lors de l'entretien, l'IDE a plusieurs attitudes, parmi lesquelles :
☐ a. l'écoute
☐ b. le jugement compréhensif
☐ c. l'interprétation empirique
☐ d. l'interprétation
☐ e. la valorisation

478 – En soins infirmiers, la notion de *résolution de problème* est au cœur des pratiques. Dans ce contexte, le problème est une question à résoudre dont le résultat est inconnu. Pour l'infirmière, le problème peut être :
☐ a. une difficulté
☐ b. une question
☐ c. une aide
☐ d. une impression
☐ e. une situation instable

479 – La démarche de soins est une méthode de travail basée sur :
☐ a. un processus empirique
☐ b. un processus logique

☐ c. un processus intellectuel structuré
☐ d. un processus intellectuel individualisé
☐ e. un processus intellectuel uniformisé

480 – La démarche de soins est un processus :
☐ a. stable
☐ b. dynamique
☐ c. continu
☐ d. fixé
☐ e. évolutif

481– Les buts identifiés de la démarche de soins sont de :
☐ a. permettre une prise en charge personnalisée
☐ b. favoriser l'autonomie du patient
☐ c. assurer des soins
☐ d. améliorer la qualité de vie du patient
☐ e. promouvoir la santé du patient

482 – La formulation du diagnostic infirmier a plusieurs composantes, dont :
☐ a. PET : problème, étiologie, thérapeutiques
☐ b. PER : problème, étiologie, risques
☐ c. PES : problème, étiologie, symptômes
☐ d. QES : question, étiologie, signes
☐ e. QER : question, étiologie, risques

483 – En cas d'intervention en collaboration dans le cadre de la démarche de soins, on trouve :
☐ a. les interventions prescrites
☐ b. les interventions diagnostiques
☐ c. les interventions de rôle propre
☐ d. les interventions thérapeutiques
☐ e. les interventions cliniques

484 – La planification se fait après la finalisation du projet de soins. Cette planification est composée de :
☐ a. l'identification des ressources disponibles
☐ b. la formulation d'objectifs
☐ c. l'identification des personnels disponibles
☐ d. le choix des interventions
☐ e. la détermination des critères d'évaluation

485 – Il existe différents types de projet de soins, parmi lesquels :
☐ a. le projet de soins permanent
☐ b. le projet de soins personnalisé
☐ c. le plan de soins continu
☐ d. le plan de soins type
☐ e. le plan de soins guide

486 – Un protocole de soins est un plan à mettre systématiquement en place selon :

- ☐ a. la situation
- ☐ b. le patient
- ☐ c. le service
- ☐ d. l'institution
- ☐ e. le personnel disponible

487 – Les objectifs formulés dans le cadre d'un projet de soins doivent être :

- ☐ a. mesurables
- ☐ b. innombrables
- ☐ c. observables
- ☐ d. indiscernables
- ☐ e. pertinents

488 – L'évaluation de la réalisation des soins prévus dans le projet de soins prend en considération :

- ☐ a. la réelle réalisation
- ☐ b. l'état du patient
- ☐ c. les résultats obtenus
- ☐ d. l'évolution vers l'objectif fixé
- ☐ e. le coût final

Réponses aux QCM

454 – a. – c. – e. Hildegarde Peplau a étudié comment une personne réagit face à la maladie et comment la relation IDE-patient se construit, s'établit et évolue.

455 – a. – d. – e.

456 – a. – b. – c.

457 – a. – d.

458 – b. – d.

459 – a. – c. – d.

460 – b. – c. – e.

461 – a. – e.

462 – b. – e. Ces normes sont définies par l'OMS et servent de référence pour le diagnostic et le suivi de la tension artérielle par tous les professionnels de santé. Elles sont à connaître par cœur.

463 – a. – d.

464 – c.

465 – b. – d. – e.

466 – b. – c. – d. – e.

467 – a. – e. Le raisonnement, l'analyse et la compréhension sont au cœur de la pratique infirmière. Les réponses b, c, d sont fausses car elles ne correspondent pas à un système dynamique et compréhensif d'une réflexion professionnelle.

468 – b. – c. – e.
469 – d. – e.
470 – a. – b. – e.
471 – a. – b. – e.
472 – c. – e.
473 – a. – b. – d. – e.
474 – a. – c. – e.
475 – c. – e.
476 – a. – c. – e. Les propositions b. et d. n'existent pas ; la communication est verbale, non verbale et surtout réciproque entre deux individus.
477 – a. – d.
478 – a. – b. – e
479 – b. – c.
480 – b. – c. – e.
481 – a. – b. – d. – e.
482 – c. Un diagnostic infirmier est énoncé suite à un jugement clinique, basé sur le(s) problème(s) identifié(s), les causes et les signes. L'ensemble est basé sur une objectivité permanente.
483 – a. – c.
484 – b. – d. – e.
485 – b. – d. – e.
486 – a. – b.
487 – a. – c. – e.
488 – b. – c. – d.

Entraînez-vous avec des QROC

489 – Citez les intérêts du raisonnement clinique de l'infirmier.

....

....

....

....

....

....

....

....

490 – Expliquez le rôle de la démarche clinique en lien avec le projet de soin.

....

....

....

....

....

....

....

....

491 – Citez les critères de qualité des transmissions orales.

....

....

....

....

....

....

....

....

Réponses aux QROC

489

Le raisonnement clinique infirmier permet de répondre spécifiquement aux besoins de chaque patient. Pour cela, ses intérêts sont multiples :

- un recueil de renseignements organisé et structuré ;
- l'utilisation d'outils et de supports pertinents ;
- un entretien personnalisé et de qualité ;
- un examen clinique infirmier ;
- une observation pertinente ;
- une écoute active ;
- des transmissions écrites et orales pertinentes ;
- un travail en équipe pluridisciplinaire.

490

La démarche – ou chemin – clinique est un processus qui doit permettre à l'infirmier, à travers l'analyse qu'il réalise, de comprendre la situation de la personne et l'intérêt/la nécessité des soins à lui apporter. L'ensemble forme le projet de soin qui est l'aboutissement entre une analyse, un jugement clinique et des décisions réfléchies.

491

Les critères de qualité des transmissions orales sont :

- l'exactitude des données transmises ;
- leur pertinence au regard de la situation au moment des transmissions ;
- leur complétude ;
- la qualité de la communication : vocabulaire professionnel concis, opérationnel et précis.

Entraînez-vous avec des cas cliniques

492

Cet après-midi, Monsieur X. est admis en USC cardiologique. Âgé de 35 ans, M. X est hospitalisé suite à un infarctus du myocarde sur son lieu de travail, avec malaise et perte de connaissance. Réanimé par le Samu, il a repris rapidement connaissance, mais conserve une gêne thoracique. M. X. est un homme dynamique, il mesure 1m78 et pèse 100 kg, il pratique le rugby et la natation avec ses 2 fils. Il fume 1 paquet de tabac/jour et ne prend aucun traitement. À son admission, l'examen clinique montre : TA = 161/110 mmHg, pulsations à 96 battements/min, SpO_2 = 95 % à l'air ambiant, température = 36,9 °C, EVA = 3/10. Une coronarographie est prévue en fin d'après-midi.

Identifiez les données à inclure dans la macrocible d'entrée (utilisez la méthode MTEVD).

....
....
....
....
....
....
....
....

493

Suite de la prise en charge de M. X. Un traitement est prescrit par le médecin : voie veineuse d'attente avec 1 L G5 % sur 24 h, Aspégic® 250 mg IV 1 fois/jour, Héparine® 5 000 UI/jour, Plavix® 550 mg et Perfalgan® 1 g 3 fois/jour selon la douleur.

Proposez une programmation des soins de M. X pour cet après-midi.

....
....
....
....
....
....
....
....

Réponses aux cas cliniques

492

Maladie = M. X est admis pour prise en charge d'un infarctus du myocarde récent, patient fumeur et présentant une obésité débutante.

Thérapeutique = pour explorer par coronarographie et éviter la récidive.

Environnement = habite en famille.

Vécu = activité professionnelle inconnue et vécu personnel inconnu.

Développement = aura besoin d'une rééducation post-IDM, voire une éducation thérapeutique à sa pathologie.

493

La programmation des soins de M. X cet après-midi doit prendre en compte :

- sa surveillance clinique toutes les heures ou 2 heures ;
- la mise en œuvre du traitement :
  - voie veineuse d'attente,
  - anticoagulant et antiagrégant,
  - antalgique,
- la nécessité de rester alité, donc organiser une aide aux actes de la vie courante ;
- la prise en charge de la douleur (évaluation et traitement) ;
- la préparation à la coronarographie ;
- tout autre acte ou action en lien avec les besoins ou les attentes de M. X, prévus ou non selon l'évolution de son état de santé.

CHAPITRE 7

UE 3.2 – Projet de soins infirmiers

PRÉREQUIS

Testez votre niveau sur les prérequis

▶ UE 3.1.S1 – Raisonnement et démarche clinique infirmière

Dans cet enseignement, les objectifs sont d'identifier les problèmes réels et potentiels d'une personne ou d'un groupe de personnes dans une situation de santé ou de soin, de repérer les modèles d'intervention en soins infirmiers et de s'approprier des modes de raisonnement adaptés à l'évaluation des situations de soins.

494 – Indiquez les bonnes réponses. Une représentation permet de visualiser ce par quoi un objet est présent à l'esprit. C'est aussi :

- ☐ a. l'action de rendre compréhensible quelque chose au moyen d'un symbole
- ☐ b. l'action de rendre incompréhensible quelque chose
- ☐ c. l'action de rendre commun une idée
- ☐ d. l'action de rendre définissables des connaissances
- ☐ e. l'action de rendre compréhensible quelque chose au moyen d'une figure imagée

495 – Indiquez les bonnes réponses. Prendre soin passe par l'écoute et l'échange. Ses différents aspects sont :

- ☐ a. la recherche de sens
- ☐ b. une organisation optimale
- ☐ c. le maintien de la continuité de la vie
- ☐ d. la réponse aux besoins de santé
- ☐ e. l'accompagnement des accidents de la vie

496 – Indiquez les bonnes réponses. Abraham Maslow a identifié plusieurs besoins fondamentaux parmi lesquels :

- ☐ a. les besoins de survie
- ☐ b. les besoins de dépendance
- ☐ c. les besoins d'appartenance
- ☐ d. les besoins de reconnaissance
- ☐ e. les besoins d'estime

497 – Indiquez les bonnes réponses. Selon Virginia Henderson, l'Homme est :

- ☐ a. « un être en construction permanente »
- ☐ b. « un être entier, complet et interdépendant »
- ☐ c. « un individu qui lutte pour sa survie »
- ☐ d. « un individu qui fait tout ce qui est en son pouvoir pour conserver son indépendance »
- ☐ e. « un individu qui cherche en permanence à se libérer de ses dépendances »

498 – Indiquez les bonnes réponses. Au cours de la démarche de soins, l'infirmier(e) mobilise plusieurs de ses compétences professionnelles propres, parmi lesquelles :

- ☐ a. évaluer l'état clinique d'une personne
- ☐ b. accompagner la personne dans les actes essentiels de la vie quotidienne
- ☐ c. évaluer une situation et établir un diagnostic dans le domaine infirmier
- ☐ d. rechercher et traiter des données professionnelles et scientifiques
- ☐ e. organiser et coordonner les interventions infirmières

Réponses aux prérequis

Le barème :

- toutes les réponses sont conformes : 1 point ;
- 1 réponse non conforme : 0,5 point ;
- 2 réponses non conformes : 0,3 point ;
- 3 ou plus de réponses non conformes : 0 point.

Question	Réponse	Points obtenus
494	a. – e.	
495	c. – d. – e.	
496	a. – c. – d. – e.	
497	b. – d.	
498	c. – d. – e.	
TOTAL		

Vous avez obtenu moins de 3/5 : vous devez réviser vos cours et refaire une séance d'entraînement sur l'UE 3.1 Raisonnement et démarche clinique infirmière du semestre 1.

Vous avez obtenu plus de 3/5 : passez au test suivant.

OBJECTIFS/CONTENU DE L'UE

Objectifs de l'unité d'enseignement[1]

- Élaborer un projet de soins à partir du diagnostic de la situation clinique dans le cadre d'une pluriprofesionnalité

1. Auteur référent : Catherine Müller.

Éléments de contenu

- La structure d'un projet de soins
- Le contexte de la pluriprofessionalité dans l'établissement et le suivi du projet de soins pour un patient ou un groupe de patient
- L'harmonisation entre projet de soins et projet de vie
- Les procédures et les protocoles de soins
- Les interventions autonomes de l'infirmier dans le projet de soins et le suivi
- Les recommandations de bonnes pratiques

TESTEZ-VOUS

Testez vos connaissances

499 – Indiquez les bonnes réponses. Un projet de soin est toujours :

☐ a. permanent
☐ b. contextualisé en fonction des ressources de la personne
☐ c. situé dans le temps
☐ d. hors de l'environnement de la personne
☐ e. contextualisé en fonction des ressources de l'infirmière

500 – Indiquez les bonnes réponses. L'infirmière agit toujours dans le cadre son rôle :

☐ a. de prescription
☐ b. sur prescription
☐ c. en collaboration
☐ d. de formation
☐ e. propre

501 – Indiquez les bonnes réponses. Les différents volets identifiés concernant la démarche de soin sont :

☐ a. le volet hypothétique
☐ b. le volet empirique
☐ c. le volet critique
☐ d. le volet thérapeutique
☐ e. le volet diagnostic

502 – Indiquez les bonnes réponses. Dans la démarche clinique, plusieurs moyens sont concomitamment utilisés pour le recueil de données. Il s'agit de :

☐ a. l'observation
☐ b. l'entretien
☐ c. la recherche
☐ d. l'examen clinique
☐ e. la lecture de documents

503 – Indiquez les bonnes réponses. La démarche de soins est basée sur des processus :

☐ a. logiques
☐ b. empiriques
☐ c. intellectuels individualisés
☐ d. intellectuels uniformisés
☐ e. intellectuels structurés

504 – Indiquez les bonnes réponses. La démarche de soins a pour objectifs, entre autres, de :

☐ a. améliorer la qualité de vie du patient
☐ b. permettre une prise en charge personnalisée
☐ c. promouvoir la santé du patient
☐ d. favoriser l'autonomie du patient
☐ e. assurer des soins

505 – Indiquez les bonnes réponses. Les différents projets de soins sont dénommés :

☐ a. le projet de soins permanent
☐ b. le plan de soins continu
☐ c. le projet de soins personnalisé
☐ d. le plan de soins guide
☐ e. le plan de soins type

506 – Indiquez les bonnes réponses. Lors de la prise en charge d'un patient et de l'élaboration du projet de soin, les objectifs définis doivent être :

☐ a. mesurables
☐ b. observables
☐ c. innombrables
☐ d. pertinents
☐ e. indiscernables

507 – Indiquez la bonne réponse. La relation est incontournable dans les soins infirmiers. L'infirmière et le patient partagent des relations :

☐ a. interpersonnelles
☐ b. intrapersonnelles
☐ c. infrapersonnelles
☐ d. extrapersonnelles
☐ e. transpersonnelles

508 – Indiquez les bonnes réponses. Entrer en relation sous-entend communiquer. La communication interpersonnelle permet :

☐ a. de faire comme tout le monde
☐ b. de se mettre en relation
☐ c. de se mettre en conformité
☐ d. de s'informer
☐ e. de s'affirmer

Bilan du test

Le barème :

- toutes les réponses à une question sont conformes : 1 point ;
- 1 réponse est non conforme : 0,5 point ;
- 2 réponses sont non conformes : 0,3 point ;
- 3 réponses ou plus sont non conformes : 0 point.

Questions	Réponses	Points obtenus
499	a. – c.	
500	b. – c. – e.	
501	d. – e.	
502	a. – b. – d. – e.	
503	a. – e.	
504	a. – b. – c. – d.	
505	c. – d. – e.	
506	a. – b. – d.	
507	a.	
508	b. – d. – e.	
TOTAL		

Vous avez moins de 5/10 : l'essentiel n'est pas maîtrisé. Révisez vos cours avant de commencer l'entraînement.

Vous avez entre 5 et 7/10 : il faut poursuivre vos efforts. Vous avez déjà acquis certaines notions, mais celles-ci doivent être renforcées. Révisez les thèmes sur lesquels vous avez perdu des points avant de commencer l'entraînement.

Vous avez plus de 7/10 : consolidez vos acquis. Vous êtes presque prêt ; poursuivez vos efforts en vous entraînant.

ENTRAÎNEZ-VOUS

Entraînez-vous avec des QCM

Consignes : une ou plusieurs bonnes réponses sont attendues pour l'ensemble des questions.

509 – Les outils utiles à la démarche de soins sont :

☐ a. le planning du personnel
☐ b. la traçabilité des soins
☐ c. la démarche qualité
☐ d. les outils de planification des soins
☐ e. les transmissions

510 – Au cours de la démarche de soins, et avant de réaliser les soins, l'infirmière se doit de :

- ☐ a. identifier les critères spécifiques d'évaluation
- ☐ b. définir le but des soins
- ☐ c. identifier le diagnostic infirmier
- ☐ d. proposer des hypothèses
- ☐ e. définir les délais d'atteinte des objectifs

511 – La démarche clinique est définie par la concomitance de deux démarches :

- ☐ a. la démarche de soins puis la démarche diagnostique
- ☐ b. la démarche diagnostique puis la démarche de soins
- ☐ c. la démarche infirmière puis la démarche médicale
- ☐ d. la démarche médicale puis la démarche infirmière
- ☐ e. la démarche diagnostique puis la démarche thérapeutique

512 – Le dossier de soins est :

- ☐ a. composé d'éléments obligatoires
- ☐ b. modulable
- ☐ c. adaptable
- ☐ d. l'objet de recommandations par l'ANAES
- ☐ e. flexible

513 – L'intérêt du dossier de soins infirmiers est de :

- ☐ a. suivre la présence du personnel
- ☐ b. regrouper toutes les données dans un document unique
- ☐ c. éviter le recours aux documents papier
- ☐ d. limiter la communication inutile
- ☐ e. consigner toutes les activités réalisées

514 – Le dossier de soins contient des informations qui ont une valeur médico-légale. Certaines erreurs d'écriture sont à éviter, parmi lesquelles :

- ☐ a. les abréviations
- ☐ b. le recopiage
- ☐ c. la mention d'informations discriminatoires
- ☐ d. les informations secrètes
- ☐ e. les informations anonymes

515 – Dans le projet de soins, le projet de vie individualisé permet :

- ☐ a. de soulager les aidants
- ☐ b. de pallier les insuffisances de la personne
- ☐ c. d'aider la personne à participer aux soins
- ☐ d. de planifier les soins
- ☐ e. de contribuer à la participation de la personne au regard de ses potentialités

516 – Il existe plusieurs types de transmissions :

- ☐ a. ciblées
- ☐ b. publiques

☐ c. orales
☐ d. subliminales
☐ e. écrites

517 – La qualité des transmissions dépend de :
☐ a. la quantité de l'information
☐ b. la qualité de l'information
☐ c. la concision de l'information
☐ d. la clarté de l'information
☐ e. la véracité de l'information

518 – Les transmissions écrites sont organisées en :
☐ a. cibles
☐ b. données
☐ c. justifications
☐ d. actions
☐ e. résultats

519 – La fiche de transmissions ciblées est organisée autour de 6 rubriques :
☐ a. MPTHED : maladie, présentation, thérapeutiques, habitudes de vie, environnement, développement
☐ b. MITVER : motif d'hospitalisation, identité, thérapeutiques, vécu, environnement, risques
☐ c. MITVFD : maladie, identité, thérapeutiques, vécu, famille, développement
☐ d. MPTVED : motif d'hospitalisation, présentation, thérapeutiques, vécu, environnement, développement
☐ e. MITHFR : motif d'hospitalisation, identité, traitement, habitudes de vie, famille, ressources

520 – L'infirmière doit savoir organiser les soins d'un groupe de personnes. Pour cela, elle connaît :
☐ a. les noms de tous les patients
☐ b. la liste des soins
☐ c. les priorités
☐ d. les professionnels présents
☐ e. les ressources disponibles

521 – La programmation des soins permet de :
☐ a. visualiser l'ensemble des soins pour chaque patient dans l'unité
☐ b. surveiller la réalisation des soins
☐ c. identifier les professionnels réalisant les soins
☐ d. vérifier la bonne répartition des soins
☐ e. visualiser la coopération pluridisciplinaire

522 – Le chemin clinique décrit l'ensemble de la prise en charge d'une personne à partir de sa 1re consultation. Il fait partie intégrante du dossier de soins, afin de :
☐ a. diminuer les coûts
☐ b. favoriser les remplacements

☐ c. augmenter la qualité des soins
☐ d. diminuer les priorités
☐ e. diminuer les risques spécifiques

523 – Les buts de la démarche de soins sont de :
☐ a. promouvoir la santé du patient
☐ b. pallier à l'autonomie du patient
☐ c. réduire la mortalité
☐ d. permettre une prise en charge globale
☐ e. diminuer les effets indésirables

524 – Les soins infirmiers ont fait l'objet de normes de qualité, publiées par la Direction générale de l'organisation des soins (DGOS). Ces normes concernent, entre autres :
☐ a. les écrits obligatoires
☐ b. l'accueil
☐ c. les soins immédiats
☐ d. les relations interprofessionnelles
☐ e. le dossier de soins

525 – Les critères qualité de l'accueil de la personne soignée concernent :
☐ a. l'immédiateté de l'accueil
☐ b. le respect des droits de la personne soignée
☐ c. la satisfaction de la personne soignée
☐ d. l'efficacité de l'accueil
☐ e. le prix de l'accueil

526 – Les critères qualité concernant le dossier de soins infirmiers sont, entre autres :
☐ a. des données minimales mais précises
☐ b. des notes et informations précises et limitées
☐ c. des données publiques
☐ d. des notes et informations concises et objectives
☐ e. des données fiables

527 – Pour déterminer les objectifs de la démarche de soins, il faut les écrire :
☐ a. à l'aide d'un verbe d'intention
☐ b. à l'aide d'un verbe d'action
☐ c. avec un sens neutre
☐ d. avec un sens positif
☐ e. visant un objectif à atteindre dans un délai précis

528 – L'acte de soin infirmier est indissociable :
☐ a. d'une prescription médicale
☐ b. d'une délégation à l'infirmier
☐ c. d'un consentement du patient
☐ d. d'un respect des règles de sécurité
☐ e. d'un respect des protocoles

529 – Il existe plusieurs types de protocoles utilisés dans les projets de soins, dont :

☐ a. le protocole de soins sur prescription médicale
☐ b. le protocole administratif
☐ c. le protocole de soins d'urgence
☐ d. le protocole de soins interprofessionnels
☐ e. le protocole de soins individualisé

530 – Un protocole est rédigé à l'aide d'items invariants, parmi lesquels :

☐ a. la validation par des experts
☐ b. la validation par le cadre du service
☐ c. une numérotation indexée
☐ d. une datation et une signature nominative
☐ e. une actualisation annuelle

531 – Un projet de soins se doit d'être pérenne. Pour cela, l'ensemble des professionnels concernés doit s'engager à sa continuité au travers de :

☐ a. leurs compétences
☐ b. leur rôle propre
☐ c. l'interdisciplinarité
☐ d. les transmissions
☐ e. des réseaux de soins

532 – La liste de la Nanda fait référence à une liste de diagnostics infirmiers établis par :

☐ a. les infirmiers canadiens
☐ b. les infirmiers français
☐ c. les infirmiers suisses
☐ d. les infirmiers nord-américains
☐ e. les infirmiers américains

533 – La formulation d'un diagnostic infirmier, de manière synthétique, utilise la formule :

☐ a. PCS = problème, causes, signes
☐ b. PES = problème, étiologie, signes
☐ c. QCS = question, causes, signes
☐ d. PCS = problème, causes, solutions
☐ e. QES = question, étiologie, signes

534 – Parmi cette liste, quels sont les diagnostics approuvés par la Nanda internationale :

☐ a. anxiété
☐ b. vertige
☐ c. coma
☐ d. risque de chute
☐ e. pleurs

■ 535 – L'indice de Barthel (1965) permet de mesurer l'évolution du patient dans ses capacités à réaliser ses activités quotidiennes. Il est coté sur 100 et évalue l'autonomie pour :

☐ a. s'habiller
☐ b. se déplacer
☐ c. se laver
☐ d. se réaliser
☐ e. s'alimenter

■ 536 – Le raisonnement clinique est un processus :

☐ a. explicatif
☐ b. intuitif
☐ c. discursif
☐ d. implicatif
☐ e. diocursif

■ 537 – La démarche de soins infirmiers repose sur :

☐ a. l'organisation de la pensée
☐ b. une remise en question
☐ c. un socle de connaissances
☐ d. des concepts spécifiques
☐ e. une logique de résolution de problèmes

■ 538 – L'infirmière est amenée à identifier différents problèmes parmi lesquels :

☐ a. les problèmes de soins
☐ b. les problèmes de santé
☐ c. les problèmes de gestion
☐ d. les problèmes médicaux
☐ e. les problèmes de collaboration

■ 539 – Un plan de soins guide concerne des personnes prises en charge et contient :

☐ a. un diagnostic infirmier
☐ b. des symptômes
☐ c. un objectif à atteindre
☐ d. des signes cliniques
☐ e. des thérapeutiques

■ 540 – Pour vérifier l'efficacité de la démarche de soins, il faut :

☐ a. vérifier la réalisation de tous les soins
☐ b. vérifier l'atteinte de l'objectif
☐ c. suivre l'évolution des symptômes
☐ d. vérifier la disparition du diagnostic infirmier
☐ e. identifier un nouveau diagnostic infirmier

■ 541 – Le dossier patient comprend :

☐ a. le dossier natal
☐ b. le dossier syndical
☐ c. le dossier médical
☐ d. le dossier administratif
☐ e. le dossier de soins

Réponses aux QCM

509 – b. – d. – e.
510 – a. – e.
511 – b.
512 – a. – d.
513 – b. – e.
514 – b. – c. – e.
515 – c. – e. Le projet de soins repose sur le principe PES (problème, étiologie, signes) et son individualisation comprend obligatoirement la participation de la personne soignée. Ce n'est donc pas un outil de planification ou de gestion des ressources humaines.
516 – a. – c. – e.
517 – b. – e.
518 – a. – b. – d. – e.
519 – d.
520 – b. – c. – e.
521 – a. – c. – e.
522 – c. – e.
523 – a. – d. La démarche de soins sert à «*planifier et organiser des soins personnalisés visant le mieux-être de la personne soignée*» (Nanda). Elle ne peut donc pas prévoir de se substituer au patient ou de viser des objectifs de résultat.
524 – b. – c. – e.
525 – a. – b. – c.
526 – d. – e.
527– b. – d. – e.
528 – c. – d.
529 – a. – b. – c. Les réponses d. et e. ne correspondant pas à des types de protocoles tels que définis par les articles R 4311-3, R 4311-7 et R 4311-14 du Code de la santé publique.
530 – a. – c. – d.
531 – c. – d. – e.
532 – d.
533 – b.
534 – a. – d.
535 – a. – b. – e.
536 – c. Discursif décrit un raisonnement logique et ordonné. Le raisonnement clinique ne peut et **ne doit être** que discursif. Le mot diocursif n'existe pas.
537 – a. – c. – e.
538 – b. – d. – e.
539 – a. – c.
540 – b. – d.
541 – b. – c. – d. Ces items sont les seuls définis par la Haute autorité de santé (HAS).

Entraînez-vous avec des QROC

542 – Expliquez la différence entre planification des soins et programmation des soins.

....
....
....
....
....
....
....
....

543 – Citez 3 types de projets de soins.

....
....
....
....
....
....
....
....

544 – Expliquez quelles sont les caractéristiques d'un projet de soin de service.

....
....
....
....
....
....
....
....

545 – Citez les outils dont dispose l'équipe pluridisciplinaire pour assurer le suivi de soin d'un patient.

....
....
....
....
....
....
....
....

546 – Citez les valeurs professionnelles et humaines qui soutendent un projet de vie.

....
....
....
....
....
....
....
....

Réponses aux QROC

542

La planification des soins consiste à fixer des objectifs de soins, y compris les délais et l'organisation pour les atteindre. Pour cela, un support est utilisé, le tout est notifié dans un dossier. La planification est l'aboutissement du raisonnement clinique.

La programmation des soins consiste à répartir les soins sur la journée ou plusieurs journées et à les attribuer aux personnes les plus compétentes pour les réaliser. C'est une démarche d'organisation des activités.

543

Les 3 types de projets de soins sont :

- le projet de soins individualisé ;
- le plan de soins type ;
- le protocole de soins.

544

Un projet de soin de service est en lien avec les missions et l'organisation du service. Il s'inscrit obligatoirement dans la politique de l'établissement, du projet médical et médico-soignant. Il est élaboré en équipe pluridisciplinaire et doit faire l'objet d'un bilan final en fin d'année, en fonction des objectifs globaux et/ou spécifiques identifiés. Il fait référence aux valeurs soignantes communes, précise les choix d'action de l'équipe et ses engagements. Enfin, il est à la fois le support et le cœur des projets de vie des patients, durant le temps de leur présence dans le service.

545

Les outils dont dispose l'équipe pluridisciplinaire pour assurer le suivi des soins d'un patient sont :

- la réunion de synthèse ;
- le travail en binôme (exemple : IDE/AS ou AS/kiné) ;
- le dossier patient partagé ;
- les séances de débriefing ou d'analyse de pratiques professionnelles (APP).

546

Les valeurs professionnelles et humaines qui soutendent le projet de vie d'un patient sont :

- le respect de la dignité, la liberté et la citoyenneté ;
- un esprit de solidarité, de tolérance et d'équité ;
- la volonté de maintenir et restaurer l'autonomie et la vie sociale ;
- le respect des choix de vie du patient.

Entraînez-vous avec des cas cliniques

547

Monsieur M., 75 ans a été amputé en début de semaine. Ce jeudi matin, il doit être repris au bloc opératoire pour un hématome à drainer. Le patient présente une température à 39 °C et des frissons, des hémocultures ont été réalisées et le traitement antibiotique sera commencé au bloc opératoire. Le patient se dit très fatigué, il se plaint de douleurs fantômes mais aussi au niveau de la cicatrice, au regard de l'hématome. L'EVA mesuré est à 7/10 et la perfusion d'un Perfalgan® IV n'a apporté aucune amélioration immédiate. Il est très inquiet avant cette nouvelle intervention, il vous dit sa lassitude.

Identifiez les cibles à évoquer lors de vos transmissions, vous les mettrez en relation avec les signes cliniques présentés par Monsieur M.

....

....

....

....

....

....

....

....

■ 548

Madame D., âgée de 86 ans, est hospitalisée depuis hier en urgence pour une fracture du col du fémur après une chute à domicile. Mme D. n'a pas de traitement particulier, elle est alerte et dynamique et vit seule à domicile. Elle est opérée ce matin, l'intervention se déroule sans problème. Elle revient dans sa chambre, bien réveillée. Elle dit toujours beaucoup souffrir depuis sa chute, l'EVA montre une cotation à 5/10 malgré le traitement antalgique administré. La demande de séjour en Soins de suite et rééducation (SSR) est faite, Mme D. souhaite y aller le plus vite possible afin de retourner chez elle.

■ Après avoir posé une hypothèse de diagnostic infirmier à propos de cette situation (à énoncer sous forme de PES), proposez au moins 3 actions infirmières à mettre en œuvre ce jour.

....

....

....

....

....

....

....

....

Réponses aux cas cliniques

■ 547

Les cibles identifiées, en lien avec les signes cliniques sont :

- une infection :
  - fièvre à 39 °c,
  - frissons,
  - attente résultats hémocultures ;
- la douleur :
  - EVA = 7/10,
  - traitement antalgique donné,
  - chirurgie prévue pour supprimer l'hématome ;
- une anxiété :
  - monsieur M. verbalise sa lassitude,
  - est inquiet.

548

Hypothèse diagnostic :

- P = altération de la mobilité et de l'autonomie ;
- E = ce problème est lié à la fracture puis à la réparation chirurgicale, à la douleur et à l'alitement, même limité dans le temps ;
- S = cette altération se manifeste par plusieurs signes :
  - ce jour, incapacité à se lever et se mobiliser seule,
  - douleur qui reste assez importante (5/10) malgré le traitement,
  - alitement, même limité dans le temps, d'une personne âgée,
  - difficulté à réaliser certaines actions de la vie courante seule : toilette, élimination, alimentation, etc.

Plusieurs actions infirmières sont à réaliser ce jour :

- poursuivre le traitement antalgique en lien avec EVA ; alerter médecin si besoin ;
- programmer toute l'aide nécessaire à Mme D. pour assurer ses actions de la vie courante ;
- programmer les soins de Mme D. et suivre le projet de soins décidé ;
- expliquer à Mme D. que le 1er lever aura lieu probablement demain, avec le kiné.

CHAPITRE

8 UE 4.2 – Soins relationnels

PRÉREQUIS

Testez votre niveau sur les prérequis

▶ UE 1.1.S1 – Psychologie, sociologie, anthropologie

Dans cet enseignement, les objectifs sont de caractériser les principaux concepts en psychologie, psychologie sociale, d'identifier les étapes du développement psychologique, cognitif, psychomoteur de l'homme, d'expliciter le caractère unique de l'expérience de santé vécue par une personne, et d'identifier les caractéristiques psychologiques pouvant influencer la représentation de la santé et de la maladie chez une personne ou un groupe de personnes, et la participation aux soins.

549 – Indiquez les bonnes réponses. Dans le modèle intégratif, les liens entre santé et maladie reposent sur :

- ☐ a. la maladie concernée
- ☐ b. des facteurs internes
- ☐ c. les ressources de l'individu
- ☐ d. des facteurs environnementaux
- ☐ e. des facteurs sociaux

550 – Indiquez les bonnes réponses. Pour chaque individu, le schéma corporel représente :

- ☐ a. un premier pas vers l'identification des besoins
- ☐ b. le chemin vers l'autonomie
- ☐ c. une séparation entre le soi et le non-soi
- ☐ d. la valeur de l'estime de soi
- ☐ e. une vision autocentrée

551 – Indiquez les bonnes réponses. La notion de développement psychosocial repose en grande partie sur l'environnement social de l'enfant. Il est également le fruit :

- ☐ a. de l'interaction avec ses pairs
- ☐ b. de la maturation du système nerveux
- ☐ c. des interactions avec les adultes
- ☐ d. du milieu dans lequel il grandit
- ☐ e. de sa santé

552 – Indiquez les bonnes réponses. Pour Freud, les principes de plaisir et de pulsion sont indissociables. La pulsion à la recherche permanente de satisfaction présente plusieurs caractéristiques parmi lesquelles :

☐ a. un objet
☐ b. un instinct
☐ c. un refoulement
☐ d. un but
☐ e. une poussée

553 – Indiquez les bonnes réponses. De nos jours, la psychologie du développement défend l'idée d'une continuité entre l'enfant et l'adulte, dont :

☐ a. les évènements de la vie sont indissociables les uns des autres
☐ b. les évènements de la vie sont des passages
☐ c. à chaque âge, une étape spécifique
☐ d. l'âge adulte est un état stable
☐ e. l'âge adulte est un état instable

Réponses aux prérequis

Le barème :

- toutes les réponses sont conformes : 1 point ;
- 1 réponse non conforme : 0,5 point ;
- 2 réponses non conformes : 0,3 point ;
- 3 ou plus de réponses non conformes : 0 point.

Question	Réponse	Points obtenus
549	b. – c. – d. – e.	
550	a. – b. – c.	
551	b. – c.	
552	a. – d. – e.	
553	c. – e.	
TOTAL		

Vous avez obtenu moins de 3/5 : vous devez réviser vos cours et refaire une séance d'entraînement sur l'UE 1.1 Psychologie, sociologie, anthropologie du semestre 1.

Vous avez obtenu plus de 3/5 : passez au test suivant.

OBJECTIFS/CONTENU DE L'UE

Objectifs de l'unité d'enseignement[1]

- Identifier les éléments permettant de communiquer et de conduire une relation dans un contexte de soins

1. Auteur référent : Catherine Müller.

Éléments de contenu

- Les concepts de relation, communication, négociation, médiation, etc.
- La communication par le langage, la culture, la langue, etc.
- La communication non verbale
- Le toucher dans les soins et la relation thérapeutique

TESTEZ-VOUS

Testez vos connaissances

554 – Indiquez les bonnes réponses. Dans le traitement d'une information, le fonctionnement cognitif de l'individu comporte sept étapes parmi lesquelles :

- ☐ a. la perception
- ☐ b. le traitement cognitif
- ☐ c. la mémorisation
- ☐ d. le raisonnement
- ☐ e. la représentation

555 – Indiquez les bonnes réponses. Au début du xxe siècle, Freud a élaboré sa théorie sur :

- ☐ a. un fonctionnement qui alterne entre ces 2 topiques
- ☐ b. un fonctionnement en tension permanente entre ces 2 topiques
- ☐ c. un topique qui comprend le ça, le moi et le surmoi
- ☐ d. un topique qui regroupe conscient, inconscient et préconscient
- ☐ e. un fonctionnement à la recherche d'équilibre entre ces 2 topiques

556 – Indiquez les bonnes réponses. Chez l'Homme, les émotions sont le résultat :

- ☐ a. d'un stimulus
- ☐ b. de l'adaptation de l'individu à son entourage
- ☐ c. d'un processus physique
- ☐ d. d'un processus d'inadaptation
- ☐ e. d'une souffrance de l'organisme

557 – Indiquez la bonne réponse. Le langage et la parole sont des déterminants essentiels du sujet. Ils lui permettent :

- ☐ a. d'assurer sa survie
- ☐ b. de jouer sur le sens des mots
- ☐ c. de montrer sa capacité d'intégration
- ☐ d. de construire son histoire personnelle
- ☐ e. de dépasser son histoire personnelle

558 – Indiquez les bonnes réponses. La coopération soignant-soigné repose sur :

- ☐ a. une confiance réciproque
- ☐ b. une élaboration commune des modes de fonctionnement

☐ c. la nomination d'un coordinateur par consensus
☐ d. une division sociale du travail
☐ e. une participation volontaire des acteurs

559 – Indiquez les bonnes réponses. L'homme social développe des relations aux autres qui sont liées à :
☐ a. des normes sociales
☐ b. son physique
☐ c. des stéréotypes
☐ d. son influence
☐ e. des préjugés

560 – Indiquez les bonnes réponses. La socialisation permet au sujet d'acquérir :
☐ a. des connaissances
☐ b. des compétences
☐ c. des normes
☐ d. de la sécurité
☐ e. des valeurs

561 – Indiquez les bonnes réponses. Les différents rôles sociétaux de chaque individu peuvent être :
☐ a. refusés
☐ b. inattendus
☐ c. prescrits
☐ d. attendus
☐ e. acquis

562 – Indiquez la bonne réponse. Au cours de son développement, l'image corporelle de chaque individu se construit par la succession de stades :
☐ a. du miroir
☐ b. phallique
☐ c. oral
☐ d. freudien
☐ e. anal

563 – Indiquez les bonnes réponses. La souffrance psychique regroupe plusieurs groupes de troubles, parmi lesquels :
☐ a. les troubles institutionnels
☐ b. les troubles de la pensée
☐ c. les troubles de l'humeur
☐ d. les troubles émotionnels
☐ e. les troubles somatiques

Bilan du test

Le barème :

- toutes les réponses à une question sont conformes : 1 point ;
- 1 réponse est non conforme : 0,5 point ;

- 2 réponses sont non conformes : 0,3 point ;
- 3 réponses ou plus sont non conformes : 0 point.

Questions	Réponses	Points obtenus
554	a. – b. – c. – d.	
555	c. – d. – e.	
556	a. – b.	
557	b.	
558	a. – b. – e.	
559	a. – c. – d. – e.	
560	a. – b. – c. – e.	
561	c. – d. – e.	
562	a.	
563	b. – c. – d.	
TOTAL		

Vous avez moins de 5/10 : l'essentiel n'est pas maîtrisé. Révisez vos cours avant de commencer l'entraînement.

Vous avez entre 5 et 7/10 : il faut poursuivre vos efforts. Vous avez déjà acquis certaines notions, mais celles-ci doivent être renforcées. Révisez les thèmes sur lesquels vous avez perdu des points avant de commencer l'entraînement.

Vous avez plus de 7/10 : consolidez vos acquis. Vous êtes presque prêt ; poursuivez vos efforts en vous entraînant.

ENTRAÎNEZ-VOUS

Entraînez-vous avec des QCM

Consignes : une ou plusieurs bonnes réponses sont attendues pour l'ensemble des questions.

564 – La relation infirmière-personne soignée repose sur des relations :

- ☐ a. infrapersonnelles
- ☐ b. extrapersonnelles
- ☐ c. transpersonnelles
- ☐ d. intrapersonnelles
- ☐ e. interpersonnelles

565 – Selon Louis Malabeuf (1992), plusieurs niveaux de relations existent :

- ☐ a. relation factuelle
- ☐ b. relation de civilité
- ☐ c. relation d'aide
- ☐ d. relation d'aide clinique
- ☐ e. relation fonctionnelle

■ 566 – Pour un individu, communiquer permet de :

☐ a. se mettre en relation
☐ b. se mettre en conformité
☐ c. s'informer
☐ d. s'affirmer
☐ e. faire comme tout le monde

■ 567 – Selon Roman Jakobson (linguiste russe), les fonctions de la communication sont :

☐ a. conatives
☐ b. phatiques
☐ c. ludiques
☐ d. translinguistiques
☐ e. impressives

■ 568 – Le soin est une forme très spécifique de relation. Pour être de qualité, le soin relationnel dépend :

☐ a. de la qualité du soin réalisé
☐ b. de l'aptitude du patient à être dans la relation
☐ c. de l'aptitude du soignant à soigner
☐ d. de l'aptitude du soignant à gérer ses émotions
☐ e. des capacités d'adaptation du patient

■ 569 – Selon Alex Mucchielli, les enjeux implicites de la communication sont des enjeux :

☐ a. de positionnement
☐ b. de réflexion
☐ c. de mobilisation
☐ d. de régulation
☐ e. de formation

■ 570 – La négociation permet la résolution de conflits et peut être de plusieurs natures, parmi lesquelles :

☐ a. la concession
☐ b. la comparaison
☐ c. le compromis
☐ d. la confrontation
☐ e. la solution

■ 571 – En parallèle de la négociation, la médiation est une alternative qui repose sur :

☐ a. la verbalisation
☐ b. la conciliation
☐ c. la neutralité
☐ d. la bienveillance
☐ e. la non-maltraitance

■ 572 – La communication non verbale se lit à travers les mimiques et/ou les mouvements. Cette forme de communication est :

☐ a. positive
☐ b. négative
☐ c. neutre
☐ d. inconsciente
☐ e. consciente

■ 573 – Michael Argyle (psychologue anglais) a identifié les signes non verbaux possibles dans la communication, parmi lesquels :

☐ a. le physique
☐ b. la proxémie
☐ c. l'habillement
☐ d. la posture
☐ e. les aspects non linguistiques du discours

■ 574 – Dans la communication, la proxémie définit l'espace et les distances entre les deux personnes concernées. En 1971, Edward T. Hall a identifié :

☐ a. la distance publique
☐ b. la distance sociale
☐ c. la distance personnelle
☐ d. la distance intime
☐ e. la distance sexuelle

■ 575 – En lien avec la notion de distance, le contact physique entre le soignant et le soigné interroge le toucher lors des soins, qui peut être de type :

☐ a. humanisé
☐ b. humain
☐ c. thérapeutique
☐ d. technique
☐ e. clinique

■ 576 – Les supports utilisés par deux personnes au cours d'une relation peuvent être :

☐ a. des mots
☐ b. des outils
☐ c. des instruments
☐ d. des silences
☐ e. les attributs d'une fonction

■ 577 – Dans la relation de soins, l'empathie est une notion incontournable. Selon Serge Tisseron (2010), l'empathie n'est pas :

☐ a. de la sympathie
☐ b. la fraternité
☐ c. de la compassion
☐ d. de la reconnaissance
☐ e. de l'amour

578 – En revanche, l'empathie est basée sur :

- ☐ a. la sécurité
- ☐ b. l'identification
- ☐ c. les émotions
- ☐ d. la reconnaissance mutuelle
- ☐ e. l'intersubjectivité

579 – Les postures du corps sont une forme de langage. Les recherches ont montré que ces postures ont pour conséquence :

- ☐ a. de positiver la confiance dans nos idées
- ☐ b. d'être en accord avec nos pensées
- ☐ c. de modifier ce que les autres pensent de nous
- ☐ d. de modifier la manière dont on se perçoit
- ☐ e. d'affecter la confiance dans nos idées

580 – La relation de soin est aussi basée sur la confiance, qui repose sur :

- ☐ a. la responsabilité du patient
- ☐ b. la responsabilité du soignant
- ☐ c. l'implication du soignant
- ☐ d. l'implication du patient
- ☐ e. la confiance en lui du patient

581 – La relation soignant-soigné est un échange interpersonnel déterminé par :

- ☐ a. des facteurs psychologiques
- ☐ b. des facteurs cliniques
- ☐ c. des facteurs physiques
- ☐ d. des facteurs météo
- ☐ e. des facteurs sociaux

582 – Certaines relations impactent négativement le soin. Ce sont les relations :

- ☐ a. d'indépendance
- ☐ b. de soumission
- ☐ c. de maternage
- ☐ d. de hiérarchie
- ☐ e. d'autorité

583 – Kurt Lewin (1968) a fait de nombreuses recherches afin de comprendre le comportement humain face à des difficultés. Selon lui, l'homme est un organisme sous tension et soumis à des forces :

- ☐ a. externes
- ☐ b. internes
- ☐ c. proxémiques
- ☐ d. systémiques
- ☐ e. duellistes

584 – La communication infraverbale (ou subverbale) concerne tout ce qui touche à la parole. De ce point de vue, elle est constituée :

☐ a. d'intonations
☐ b. de gestes
☐ c. de touchers
☐ d. de soupirs
☐ e. du volume

585 – La communication peut être empêchée par :

☐ a. le message lui-même
☐ b. le récepteur ou l'émetteur du message
☐ c. le matériel utilisé
☐ d. des éléments intérieurs
☐ e. des éléments extérieurs

586 – Le toucher dans le soin est un élément essentiel de relation et de communication. Plusieurs types de toucher ont été identifiés :

☐ a. expérimental
☐ b. instrumental
☐ c. thérapeutique
☐ d. émotif
☐ e. affectif

587 – Le toucher thérapeutique est celui qui est quotidiennement utilisé par l'infirmière. Il sert à la fois pour réaliser le soin et pour :

☐ a. accompagner un message d'apaisement
☐ b. soulager des difficultés existentielles
☐ c. aider le soigné à maîtriser son corps
☐ d. sécuriser la relation
☐ e. calmer des états émotifs exacerbés

588 – En communication, ce qui se passe provient à :

☐ a. 3 % du langage verbal
☐ b. 5 % du langage verbal
☐ c. 7 % du langage verbal
☐ d. 45 % du langage non verbal
☐ e. 55 % du langage non verbal

589 – En langage non verbal, le toucher peut être analysé selon :

☐ a. la durée du contact
☐ b. la sensibilité du contact
☐ c. la localisation du contact
☐ d. l'intentionnalité du contact
☐ e. le type de contact

590 – Parmi ces postures, une seule favorise la communication :

☐ a. la posture en extension
☐ b. la posture en détention

☐ c. la posture en contraction
☐ d. la posture de rejet
☐ e. la posture d'approche

591 – Parmi les stratégies relationnelles, Stephen Karpman a schématisé les rôles que peut jouer une personne au cours d'une relation. Ses positionnements peuvent être celles de :

☐ a. victime
☐ b. parent
☐ c. persécuteur
☐ d. enfant
☐ e. sauveur

592 – La reformulation permet une communication aidante et d'éviter les écueils relationnels de type :

☐ a. questionnement
☐ b. consolation
☐ c. interprétation
☐ d. jugement
☐ e. intérêt

593 – Le processus d'estime de soi positive comprend les étapes de :

☐ a. confiance en soi
☐ b. aptitude à l'effort
☐ c. échecs
☐ d. attentes positives
☐ e. l'anxiété

594 – Le processus d'estime de soi négative comprend les étapes de :

☐ a. activisme
☐ b. autoblâme
☐ c. réussites
☐ d. échecs
☐ e. anxiété

595 – Dans une relation duelle, la conscience de soi d'un individu dépend :

☐ a. de l'image qu'on lui renvoie de lui-même
☐ b. de l'image qu'il renvoie de lui-même
☐ c. de l'image qu'il a de lui-même
☐ d. de l'image qu'il pense qu'on a de lui-même
☐ e. de l'image qu'il souhaite donner de lui-même

596 – Pour être viable, une relation d'aide thérapeutique doit être :

☐ a. ponctuelle
☐ b. spontanée
☐ c. formalisée
☐ d. négociée
☐ e. de courte durée

Réponses aux QCM

564 – e.
565 – b. – c. – e.
566 – a. – c. – d.
567 – a. – b. – c. Les propositions d et e sont fausses car elles ne correspondent à aucune forme de communication. On aurait pu ajouter une fonction expressive, poétique ou référentielle (c'est-à-dire contextualisée) aux propositions a et b qui sont exactes.
568 – b. – d.
569 – a. – c. – d.
570 – a. – c.
571 – b. – c.
572 – d. Les propositions a, b, c sont des ressentis, nés du vécu de la communication. Or, la communication non verbale est inconsciente et elle est plus ou moins contrôlée.
573 – b. – d. – e.
574 – a. – b. – c. – d.
575 – c. – d.
576 – a. – d. – e.
577 – a. – c.
578 – b. – d. – e.
579 – c. – d. – e.
580 – b. – c. – e.
581 – a. – c. – e.
582 – b. - c. – e. La relation de soin est un rapport asymétrique entre deux personnes. Pour le patient, l'infirmière est « en position haute », détentrice de savoirs et d'une expertise, ce qui peut lui donner un certain pouvoir. L'autorité, la soumission et le maternage ne doivent pas en faire partie.
583 – a. – b.
584 – a. – d. – e.
585 – a. – b. – e.
586 – b. – c. – e.
587 – a. – d.
588 – c. – e.
589 – a. – c. – e.
590 – e.
591 – a. – c. – e.
592 – b. – c. – d.
593 – a. – b. – d. L'estime de soi positive repose sur la confiance en soi et ses capacités. Ce qui n'est pas positif (échec, anxiété) n'y a pas sa place.

594 – b. – d. – e. L'estime de soi négative est une spirale qui repose sur le pessimisme et des visions négatives. Les réussites et l'activité ne font pas partie de cette spirale, même si elles peuvent être des moyens de passer dans un processus d'estime de soi positif.

595 – c. – e.

596 – c. – d.

Entraînez-vous avec des QROC

597 – Citez tous les termes en lien avec le mot « relation ». Pour votre réponse, utilisez la formulation : « une relation, c'est… »

....
....
....
....
....
....
....
....

598 – Combien de types de relation existent dans la société ? Citez-les.

....
....
....
....
....
....
....
....

599 – Listez l'ensemble des signes non verbaux de communication.

....
....
....
....
....
....
....
....

Réponses aux QROC

597

Une relation, c'est...

- un lien entre plusieurs choses ou plusieurs personnes ;
- des liens qui font un ensemble ;
- des interactions ;
- un rapprochement, physique et/ou psychologique ;
- l'utilisation d'un langage verbal et non verbal.

598

Il existe 8 types de relations dans la société, en fonction des engagements qu'elles nécessitent et de leurs possibles conséquences :

- relation sociale de civilité ;
- relation amicale ;
- relation amoureuse ;
- relation professionnelle ;
- relation familiale ;
- relation pédagogique ;
- relation thérapeutique ;
- relation d'aide.

599

Michael Argyle (1925–2002) a identifié les signes non verbaux de communication :

- proximité et contact physique ;
- orientation du corps ;
- posture ;
- signes de tête ;
- expressions du visage ;
- gestes ;
- regards ;
- mots et expressions langagières utilisés.

Entraînez-vous avec des schémas

600

La figure 8.1 retranscrit 8 expressions de visage. Pour chacune, notez au-dessous ce qu'exprime le visage.

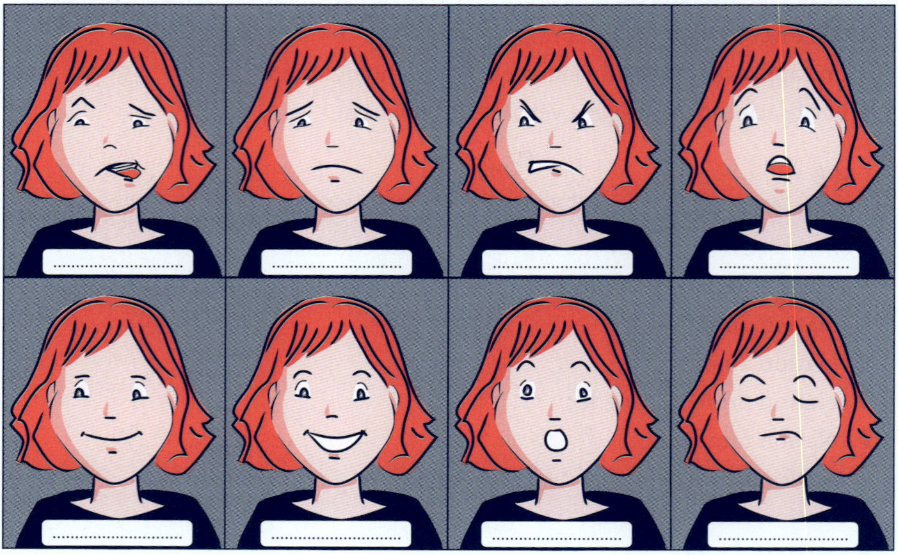

© Marie Schmitt

601

Sur la figure 8.2, l'homme va vers une rencontre. En fonction de sa posture corporelle, imaginez quel pourrait être son état d'esprit (exemple : « j'y vais, mais je n'ai pas envie »).

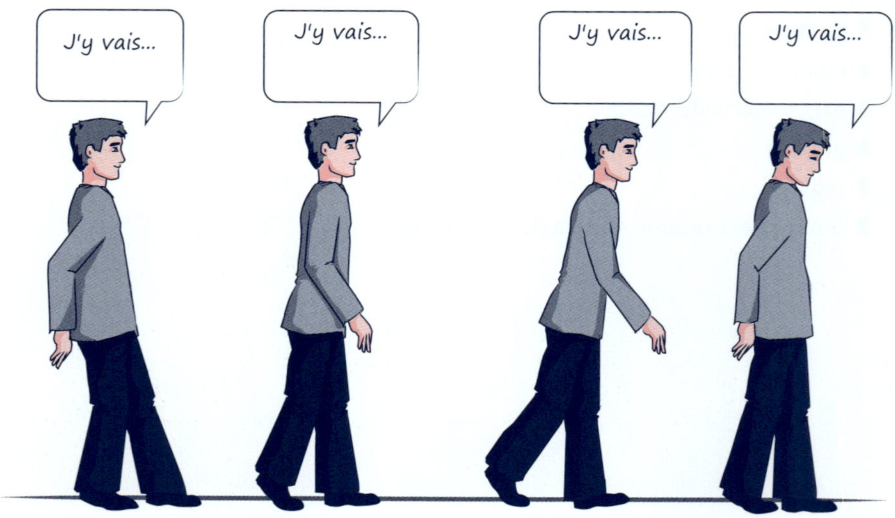

© Marie Schmitt

Réponses aux schémas

600

Figure 8.3

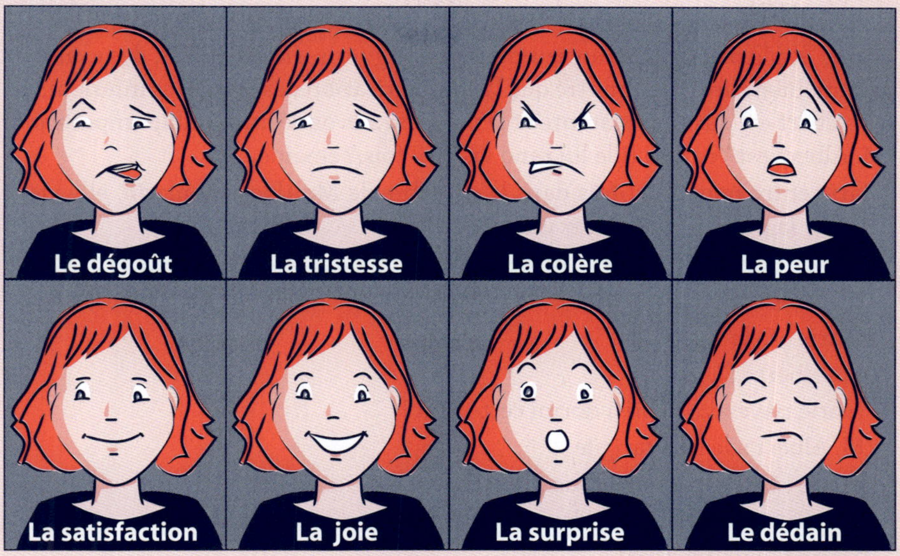
Le dégoût
La tristesse
La colère
La peur
La satisfaction
La joie
La surprise
Le dédain

© Marie Schmitt

601

Figure 8.4

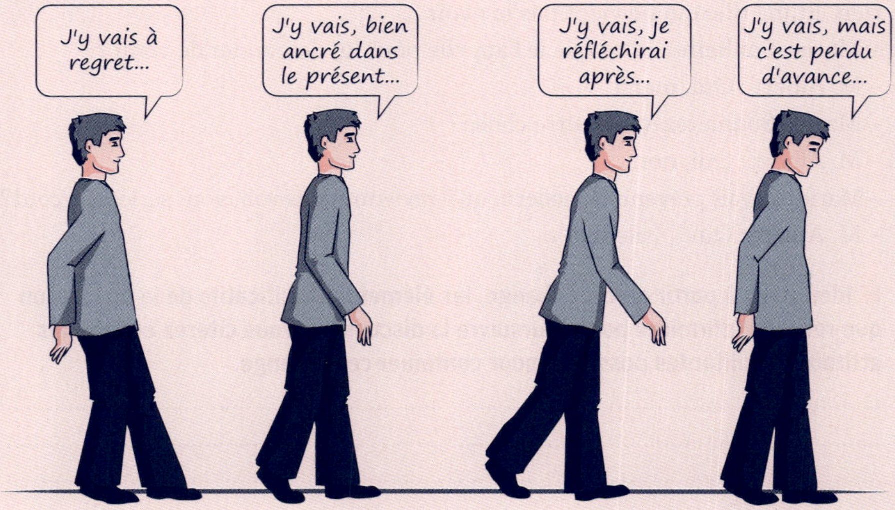
J'y vais à regret...
J'y vais, bien ancré dans le présent...
J'y vais, je réfléchirai après...
J'y vais, mais c'est perdu d'avance...

© Marie Schmitt

Entraînez-vous avec des cas cliniques

602

Cette conversation a lieu un matin, en service de médecine, entre Marie, infirmière, et Monsieur Albert, 75 ans, hospitalisé pour artérite des membres inférieurs et plusieurs plaies artéritiques qui ne guérissent pas. Hier, des examens complémentaires ont montré que la vascularisation des membres inférieurs de M. Albert est quasi inexistante et le médecin a évoqué une double amputation. M. Albert est veuf, sa fille lui rend visite 2 fois/semaine.

Marie entre pour la 1re fois dans la chambre de M. Albert ce matin, elle vient vérifier la perfusion et poser un antalgique.

« Marie : Bonjour Monsieur Albert, comment allez-vous ce matin ?

– M. Albert : ... (silence)

– Marie : Cela ne va pas ?

– M. Albert : Si, si.

– Marie : Avez-vous bien dormi cette nuit ?

– M. Albert : Je suis fatigué.

– Marie : Quelque chose vous préoccupe, Monsieur Albert ?

– M. Albert : Oui, non... (silence)

– Marie : Vous avez mal ?

– M. Albert : Oui, non... (silence)

– Marie : Est-ce à propos des examens d'hier et de votre rencontre avec le médecin ? Vous voulez en discuter ?

– M. Albert : Non, de toute façon, on ne peut rien faire. Je n'ai plus envie de rien. Et ma fille qui ne vient pas me voir...

– Marie : Souhaitez-vous que je l'appelle pour lui demander de venir ?

– M. Albert : Oui, merci.

– Marie : Souhaitez-vous autre chose ?

– M. Albert : Oui, non...

– Marie : Je vais prévenir le médecin qu'il revienne vous voir, vous seriez d'accord ?

– M. Albert : Oui... (silence) »

Identifiez, à partir de cet échange, les éléments significatifs de la discussion que retient l'infirmière pour poursuivre la discussion. Vous citerez ensuite les attitudes facilitantes possibles pour continuer cet échange.

....

....

....

....

....

....

....

....

603

Dans un service de SSR cardiaque, Madame Dupond est hospitalisée depuis 2 semaines suite à un AVC. Âgée de 85 ans, elle présente une hémiplégie gauche et une paralysie faciale en cours de régression. Mme Dupond est très affectée par le fait qu'elle ne puisse plus se débrouiller seule au quotidien et par l'image qu'elle renvoie. Elle a besoin d'aide pour tous les actes de la vie quotidienne, elle se dit déprimée et se déprécie quotidiennement.

Ce matin, lors d'une aide à la toilette et au lever, Mme Dupond pose une question personnelle à Barbara, aide-soignante, qui réoriente la conversation sur le vécu de la patiente.

« Barbara : Et vous, avez-vous passé une bonne nuit, Madame Dupond ?

– Mme Dupond : non, je n'ai pas dormi.

– Barbara : C'est nouveau ou quelque chose vous tracasse ?

– Mme Dupond : Vous savez, je ne supporte plus cette situation (elle pleure).

– Barbara : Oui, je comprends ; mais vous ne pensez pas que cela peut s'arranger ? nous sommes là pour ça, vous aider à récupérer.

– Mme Dupond : Non, rien n'avance, regardez-moi, depuis 2 semaines que je suis là et j'ai toujours besoin de vous !

– Barbara (elle met sa main sur le bras de Mme Dupond) : On peut voir ensemble ce que vous pouvez faire aujourd'hui ?

– Mme Dupond : Non, c'est comme hier, rien ne s'améliore.

– Barbara : Je comprends. Il vous faut apprendre de nouveaux gestes, et cela change votre vie, mais il reste encore 2 semaines de rééducation, vous allez probablement récupérer une certaine autonomie.

– Mme Dupond : Vous pensez que je pourrai remarcher normalement ?

– Barbara : Personnellement, je ne peux rien affirmer. Mais je pense que l'ensemble de l'équipe peut vous aider à récupérer une certaine autonomie pour que vous puissiez vous débrouiller seule pour votre toilette ou votre repas, par exemple.

– Mme Dupond : Je n'y crois pas beaucoup...

– Barbara : Tenez, prenez un peu de crème, vous pouvez la mettre sur votre visage ?

– Mme Dupond : Oui, merci.

– Barbara : Voilà, tous les jours, je vous proposerai un petit geste et cela vous aidera à avancer, qu'en pensez-vous ?

– Mme Dupond : D'accord, je vais essayer, merci. »

Analysez cette situation :

a. Identifiez les concepts relationnels visibles.

....

....

....

....

....

....

b. Argumentez en quoi il existe (ou non) une adéquation entre les attentes de l'aidée et les réponses de l'aidant.

....

....

....

....

....

....

c. Proposez des améliorations possibles dans la communication décrite.

....

....

....

....

....

....

....

....

Réponses aux cas cliniques

602

L'infirmière peut identifier plusieurs éléments significatifs dans la forme de communication de M. Albert :

- il a du mal à communiquer ;
- il est souvent silencieux face aux questions ou il répond par monosyllabes ;
- il ne développe que 1 ou 2 idées tout au long de la conversation ;
- il a du mal à préciser ce qu'il pense ou ressent.

Elle en comprend que le vécu de M. Albert est difficile ce matin, il faut s'attacher à ce qu'il puisse exprimer son ressenti et verbaliser ce qu'il souhaite pour son avenir.

Les attitudes à développer pourraient être de :

- ne pas brusquer M. Albert ;
- utiliser la communication non verbale : s'asseoir près de lui, se mettre à sa hauteur, le toucher pour le rassurer et montrer qu'on est présent pour lui ;
- le laisser s'exprimer ;
- lui proposer de rencontrer un médecin, un psychologue, de parler à sa fille... ;

- lui parler de choses positives ;
- lui proposer d'embellir sa journée par la réalisation d'un de ses vœux.

603

Dans cet échange, Barbara et Mme Dupond ont établi une communication verbale et non verbale.

a.

C'est au moment d'un soin de nursing que la communication et l'échange vont se développer. On peut ainsi identifier différents concepts :

- l'empathie développée par Barbara, par une écoute attentive et des reformulations adaptées ;
- le respect, également par l'écoute, la présence et le toucher ;
- la loyauté, par ses propos qui la replacent dans une équipe soignante, mais dont elle ne peut – seule – s'engager sur un résultat d'avenir ;
- la disponibilité et la confrontation qui permettent à Barbara de saisir une opportunité de réussite pour Mme Dupond.

b.

Il semble y avoir adéquation entre les attentes de Mme Dupond et Barbara : en effet, l'échange est chaleureux, l'écoute mutuelle, chacune répond aux demandes et attentes de l'autre, faisant un pas vers l'autre. Mme Dupond a demandé de l'aide qu'elle a reçue, Barbara a proposé un projet, qui a été accepté.

c.

Il nous semble que Barbara peut utiliser plus souvent la reformulation afin que ses propos s'appuient bien sur ceux de Mme Dupond.

CHAPITRE

9 UE 4.3 – Soins d'urgence

OBJECTIFS/CONTENU DE L'UE

Objectifs de l'unité d'enseignement[1]

- Identifier l'urgence à caractère médical
- Pratiquer les gestes permettant de porter secours en attendant l'arrivée d'une équipe médicale

Éléments de contenu

- Prise en charge des urgences vitales
- Prise en charge des urgences potentielles
- Risques collectifs
- Alerte
- Soins d'urgence
- Plans de secours

TESTEZ-VOUS

Testez vos connaissances

604 – Indiquez les bonnes réponses. Lorsqu'une personne est victime d'une obstruction totale des voies aériennes, le sauveteur doit :

- ☐ a. encourager la victime à tousser
- ☐ b. donner 5 tapes entre les omoplates
- ☐ c. alerter ou faire alerter les secours
- ☐ d. réaliser des compressions thoraciques
- ☐ e. mettre la victime en PLS

1. Auteur référent : Jérôme Chevillotte.

■ 605 – Indiquez les bonnes réponses dans l'ordre de réalisation de celles-ci par le sauveteur. Face à un saignement abondant, le sauveteur doit :

☐ a. allonger la victime
☐ b. asseoir la victime
☐ c. appuyer sur la plaie
☐ d. retirer le corps étranger
☐ e. observer l'absence de corps étranger

■ 606 – Indiquez les bonnes réponses. Le plan blanc est un plan :

☐ a. d'organisation de réponse sanitaire
☐ b. spécifique du service médical d'aide urgente
☐ c. déclenché par le préfet du département
☐ d. de rappel des personnels hospitaliers
☐ e. déclenché par le directeur d'établissement

■ 607 – Indiquez la bonne réponse. Quel est le numéro de téléphone d'urgence européen ?

☐ a. 110
☐ b. 112
☐ c. 115
☐ d. 119
☐ e. 911

■ 608 – Indiquez la bonne réponse. La Position latérale de sécurité (PLS) est le geste salvateur en cas :

☐ a. d'obstruction des voies aériennes
☐ b. d'arrêt ventilatoire
☐ c. d'arrêt cardiorespiratoire
☐ d. d'inconscience
☐ e. de malaise

■ 609 – Indiquez les bonnes réponses. Il faut réaliser un dégagement d'urgence chez une victime inconsciente lorsque le danger est :

☐ a. supposé
☐ b. réel
☐ c. contrôlable
☐ d. vital
☐ e. immédiat

■ 610 – Indiquez la bonne réponse. Lorsque le sauveteur est isolé, le rythme d'alternance massage cardiaque externe-ventilation artificielle est de :

☐ a. 5/1
☐ b. 15/2
☐ c. 30/2
☐ d. 2/15
☐ e. 2/30

611 – Indiquez la bonne réponse. Chez l'adulte, une brûlure est considérée comme grave si la surface est :

☐ a. supérieure à la moitié de la paume de la main du sauveteur
☐ b. inférieure à la moitié de la paume de la main du sauveteur
☐ c. égale à la surface de la paume de la main du sauveteur
☐ d. inférieure à la moitié de la paume de la main de la victime
☐ e. supérieure à la moitié de la paume de la main de la victime

612 – Indiquez les bonnes réponses. Lors d'un accident, le retrait d'un casque de moto s'effectue uniquement si la victime :

☐ a. est consciente
☐ b. répond aux ordres simples
☐ c. ne respire pas
☐ d. est en arrêt cardioventilatoire
☐ e. se plaint de douleurs

613 – Indiquez les bonnes réponses. Les critères qui permettent de différencier une plaie simple d'une plaie grave sont :

☐ a. l'aspect de la plaie
☐ b. l'âge de la victime
☐ c. les antécédents de la victime
☐ d. le mécanisme de survenue
☐ e. la localisation de la plaie

Bilan du test

Le barème :

- toutes les réponses à une question sont conformes : 1 point;
- 1 réponse est non conforme : 0,5 point;
- 2 réponses sont non conformes : 0,3 point;
- 3 réponses ou plus sont non conformes : 0 point.

Questions	Réponses	Points obtenus
604	b. – c.	
605	e. – c. – a.	
606	a. – d. – e.	
607	b.	
608	d.	
609	b. – d. – e.	
610	c.	
611	e.	
612	c. – d.	
613	a. – d. – e.	
TOTAL		

Vous avez moins de 5/10 : l'essentiel n'est pas maîtrisé. Révisez vos cours avant de commencer l'entraînement.

Vous avez entre 5 et 7/10 : il faut poursuivre vos efforts. Vous avez déjà acquis certaines notions, mais celles-ci doivent être renforcées. Révisez les thèmes sur lesquels vous avez perdu des points avant de commencer l'entraînement.

Vous avez plus de 7/10 : consolidez vos acquis. Vous êtes presque prêt ; poursuivez vos efforts en vous entraînant.

ENTRAÎNEZ-VOUS

Entraînez-vous avec des QCM

Consignes : une ou plusieurs bonnes réponses sont attendues pour l'ensemble des questions.

614 – Lorsque le signal national d'alerte sonore retentit, annonçant un danger imminent (accident technologique, nuage toxique, etc.), il convient de :

☐ a. fuir le plus loin possible
☐ b. se confiner
☐ c. éviter de faire des étincelles
☐ d. appeler les secours
☐ e. se rendre à l'hôpital

615 – L'infirmière peut utiliser un défibrillateur semi-automatique sur :

☐ a. rôle propre
☐ b. prescription médicale
☐ c. prescription médicale à condition qu'un médecin puisse intervenir à tout moment
☐ d. prescription médicale en présence d'un médecin
☐ e. protocole de soins préalable daté, écrit, signé

616 – Face à un traumatisme grave de l'abdomen avec éviscération, l'infirmière doit :

☐ a. installer le patient à plat dos
☐ b. installer le patient en position ½ assise
☐ c. installer le patient jambes surélevées
☐ d. réintégrer les organes
☐ e. recouvrir les organes d'un linge propre

617 – Le score ou échelle de Glasgow prend en compte :

☐ a. l'ouverture des yeux
☐ b. la ventilation
☐ c. la réponse motrice
☐ d. la réponse verbale
☐ e. la circulation

618 – Chez le nourrisson en arrêt cardiaque, les techniques de réanimation débutent par :

☐ a. 1 insufflation
☐ b. 3 insufflations
☐ c. 5 insufflations
☐ d. 15 compressions thoraciques
☐ e. 30 compressions thoraciques

619 – Le traumatisme d'un membre est suspecté dès lors que la victime présente le(s) signe(s) suivant(s) :

☐ a. une déformation
☐ b. un gonflement
☐ c. des paresthésies
☐ d. une spasticité
☐ e. une douleur

620 – L'évaluation de la respiration se fait grâce à trois éléments que sont :

☐ a. la synchronisation
☐ b. le volume inspiré
☐ c. la fréquence
☐ d. l'amplitude
☐ e. la régularité

621 – Une asymétrie pupillaire est appelée :

☐ a. un myosis
☐ b. une mydriase
☐ c. une presbytie
☐ d. une anisocorie
☐ e. une myopie

622 – Lors d'une procédure de relevage, le chef d'équipe :

☐ a. se place aux pieds
☐ b. se place à la tête
☐ c. donne les ordres
☐ d. s'assure du bon état du brancard
☐ e. décide de la technique à mettre en œuvre

623 – Une femme enceinte inconsciente doit être :

☐ a. laissée à plat dos
☐ b. mise jambes surélevées
☐ c. mise sur le ventre
☐ d. mise en PLS
☐ e. mise en position demi-assise

624 – Une luxation se définit comme :

☐ a. un arrachement osseux au niveau articulaire
☐ b. un allongement accidentel musculaire

☐ c. une distorsion brutale d'une articulation
☐ d. une rupture de la continuité d'un os
☐ e. un déplacement anormal d'une surface articulaire par rapport à une autre

625 – Lors d'une hémorragie avec présence d'un corps étranger, le geste salvateur consiste à :

☐ a. retirer le corps étranger
☐ b. appuyer en amont et en aval de la plaie
☐ c. poser un tampon relais
☐ d. alerter les secours
☐ e. réaliser une compression manuelle

626 – L'infirmière peut réaliser une ventilation manuelle instrumentale par masque sur :

☐ a. rôle propre
☐ b. prescription médicale
☐ c. prescription médicale à condition qu'un médecin puisse intervenir à tout moment
☐ d. prescription médicale en présence d'un médecin
☐ e. protocole de soins préalable daté, écrit, signé

627 – Lors d'une respiration artificielle seule, le nombre d'insufflations par minute à réaliser chez l'adulte est de :

☐ a. 8 à 10
☐ b. 10 à 12
☐ c. 12 à 20
☐ d. 20 à 25
☐ e. 25 à 30

628 – Dans le cadre du plan de secours pour de nombreuses victimes (Novi), la chaîne médicale a plusieurs missions parmi lesquelles :

☐ a. rechercher et localiser les victimes
☐ b. évaluer la gravité des blessures des victimes
☐ c. déterminer la priorisation d'évacuation des victimes
☐ d. réaliser le transport des victimes à l'hôpital
☐ e. recenser les victimes avant leur départ du post médical avancé

629 – Pour calculer l'autonomie d'une bouteille d'oxygène, il faut utiliser la formule :

☐ a. (Débit à administrer × Volume de la bouteille)/Pression de la bouteille
☐ b. (Débit à administrer × Pression de la bouteille)/Volume de la bouteille
☐ c. (Volume de la bouteille × Pression de la bouteille)/Débit à administrer
☐ d. (Volume de la bouteille + Pression de la bouteille)/Débit à administrer
☐ e. Volume de la bouteille × Pression de la bouteille

630 – Lorsqu'une personne est victime d'une obstruction partielle des voies aériennes, le sauveteur doit :

☐ a. encourager la victime à tousser
☐ b. donner 5 tapes entre les omoplates

- ☐ c. alerter ou faire alerter les secours
- ☐ d. réaliser des compressions thoraciques
- ☐ e. mettre la victime en PLS

631 – Le garrot tourniquet doit :

- ☐ a. être positionné sur une articulation
- ☐ b. être positionné entre la plaie et la racine du membre
- ☐ c. être positionné au plus loin de la plaie
- ☐ d. être utilisé en première intention sur toutes les hémorragies
- ☐ e. être utilisé en cas de nombreuses victimes simultanées

632 – La fréquence du massage cardiaque externe chez l'adulte est de :

- ☐ a. 50/min
- ☐ b. 80/min
- ☐ c. 100/min
- ☐ d. 150/min
- ☐ e. 200/min

633 – Un patient victime d'une hémorragie présente les signes suivants :

- ☐ a. hypertension
- ☐ b. rythme cardiaque normal
- ☐ c. sensation de soif
- ☐ d. pâleur
- ☐ e. bradypnée

634 – Une personne âgée non vaccinée se blesse en taillant ses rosiers. Quelle maladie risque-t-elle d'attraper ?

- ☐ a. la poliomyélite
- ☐ b. la diphtérie
- ☐ c. la rubéole
- ☐ d. la fièvre jaune
- ☐ e. le tétanos

635 – Lorsqu'une victime n'est accessible que d'un seul côté et qu'il n'y a pas de place pour le brancard, la technique de brancardage à réaliser est :

- ☐ a. un relevage à la cuiller
- ☐ b. un pont simple
- ☐ c. un pont amélioré
- ☐ d. un pont compliqué
- ☐ e. un pont néerlandais

636 – Lors de la prise en charge médicalisée d'un arrêt cardiaque, le médicament de référence est :

- ☐ a. l'adrénaline
- ☐ b. le magnésium
- ☐ c. le calcium
- ☐ d. l'éphédrine
- ☐ e. l'atropine

637 – Concernant le collier cervical, vous retenez que :

☐ a. un seul soignant est nécessaire pour sa mise en place
☐ b. la mise en place se fait en position de tête neutre
☐ c. il permet d'assurer une immobilisation dans l'axe tête-cou-tronc
☐ d. la taille est choisie en fonction de la distance bouche-haut du sternum
☐ e. il doit être retiré pour la réalisation de la PLS

638 – Lors d'un accouchement inopiné, l'infirmière doit :

☐ a. tirer sur le bébé une fois la tête en vue
☐ b. accompagner la tête jusqu'à l'expulsion complète
☐ c. tirer sur le cordon ombilical
☐ d. clamper le cordon ombilical
☐ e. couper le cordon ombilical

639 – Chez le nourrisson, la recherche de pouls s'effectue au niveau :

☐ a. carotidien
☐ b. huméral
☐ c. radial
☐ d. fémoral
☐ e. pédieux

640 – Un méléna se définit comme une hémorragie extériorisée :

☐ a. au niveau de l'oreille
☐ b. liée à des vomissements
☐ c. provoquée par la toux
☐ d. au niveau du nez
☐ e. au niveau anal

641 – Lors d'une obstruction complète des voies aériennes, la victime :

☐ a. peut émettre des sons
☐ b. peut tousser
☐ c. porte les mains à son cou
☐ d. présente une respiration inefficace
☐ e. reste toujours consciente

642 – Dans quelle position d'attente un traumatisé au niveau du thorax doit être mis ?

☐ a. en position demi-assise
☐ b. en décubitus dorsal
☐ c. avec les jambes surélevées
☐ d. sur le côté du thorax traumatisé
☐ e. assis, penché en avant

643 – L'infirmière peut utiliser un défibrillateur manuel sur :

☐ a. rôle propre
☐ b. prescription médicale
☐ c. prescription médicale à condition qu'un médecin puisse intervenir à tout moment

- ☐ d. prescription médicale en présence d'un médecin
- ☐ e. protocole de soins préalable daté, écrit, signé

Réponses aux QCM

614 – b. – c.

615 – a.

616 – c. – e.

617 – a. – c. – d. Ce score est au total coté sur 15, avec l'ouverture des yeux cotée sur 4, la réponse verbale sur 5 et la réponse motrice sur 6.

618 – c.

619 – a. – b. – e.

620 – c. – d. – e.

621 – d.

622 – b. – c. – d. – e.

623 – d. La victime, enceinte, doit être mise préférentiellement sur le côté gauche pour éviter la compression de la veine cave.

624 – e.

625 – b. – d.

626 – a.

627 – b. Chez l'enfant et le nourrisson, le nombre d'insufflations est de 12 à 20/min lors d'une respiration artificielle seule.

628 – b. – c. – e.

629 – c.

630 – a. – c.

631 – b. – e.

632 – c. Chez le nouveau-né et le nourrisson, la fréquence est de 120/min.

633 – c. – d.

634 – e.

635 – a.

636 – a.

637 – b. – c.

638 – b. – d.

639 – b.

640 – e. Un saignement extériorisé au niveau de l'oreille s'appelle une otorragie, celui par la bouche au cours d'un effort de toux s'appelle hématémèse.

641– c. – d.

642 – a.

643 – c.

Entraînez-vous avec des QROC

644 – Quelle est la conduite à tenir face à un AEV cutané ?

....
....
....
....
....
....
....
....

645 – Qu'est-ce qu'un tampon relais ? Expliquez sa mise en place.

....
....
....
....
....
....
....
....

646 – Expliquez la conduite à tenir face à un malaise.

....
....
....
....
....
....
....
....

647 – Définissez la matériovigilance.

....
....
....
....
....
....
....
....

648 – Quelle est la conduite à tenir face à un nourrisson qui s'étouffe ?

....

....

....

....

....

....

....

....

Réponses aux QROC

644

Un AEV est un Accident d'exposition aux virus, anciennement appelé accident d'exposition au sang. Selon la circulaire de la Direction générale de la santé, datée du 20 avril 1988, il s'agit de tout contact avec du sang ou un liquide biologique contenant du sang, et comportant soit une effraction cutanée (piqûre, coupure), soit une projection sur une muqueuse (œil) ou sur une peau lésée.

Face à un AEV cutané, il convient de ne pas faire saigner et de nettoyer immédiatement la plaie au savon et à l'eau, de rincer et de désinfecter avec un antiseptique de type Dakin®, alcool à 70° ou Bétadine® dermique en laissant un temps de contact d'au moins 5 minutes (le mieux étant par trempage). Ensuite, il faut identifier le patient source, aviser le médecin référent afin qu'il informe et recueille le consentement du patient pour le prélèvement des sérologies sources. Dans le même temps, il faut se rendre – selon la procédure institutionnelle – aux urgences ou au sein du service de santé au travail pour une évaluation du risque infectieux, une éventuelle mise sous traitement post-exposition (TPE) et une déclaration d'accident de travail.

645

Un tampon relais est constitué d'un paquet de mouchoirs ou un tissu propre et d'un lien large. Il est destiné à remplacer une compression manuelle, c'est-à-dire une technique visant à arrêter une hémorragie externe sans corps étranger.

Le paquet de mouchoirs ou tissu propre doit recouvrir complètement la plaie. Il est maintenu en place par un lien large assez long pour faire deux tours et assez serré pour que le saignement ne reprenne pas. Si le tampon relais n'arrête pas complètement le saignement, il est possible d'en superposer un second. À noter qu'il existe également des coussins hémostatiques – type CHUT – prêts à l'emploi.

646

Face à tout malaise, il faut mettre le patient au repos, de préférence allongé dans son lit (barrières relevées) ou allongé au sol (pour éviter la chute). Il faut ensuite le questionner sur la survenue du trouble. Pour ce faire, il faut lui demander depuis combien de temps cela dure. Si vous ne connaissez pas l'anamnèse du patient, il faut compléter l'interrogatoire en lui demandant si c'est la première fois que cela lui arrive, s'il y a un traitement et s'il a déjà été hospitalisé pour ce trouble.

À l'issue de cet échange, il faut relever les constantes du patient (fréquence cardiaque, ventilatoire), rechercher les signes d'aggravation (pâleur, anisocorie, désorientation temporo-spatiale, etc.) et compléter ce relevé par le recueil de données biologiques réalisables sur rôle propre (glycémie capillaire) en fonction des signes observés.

Enfin, appeler en urgence un médecin pour lui transmettre l'ensemble des données relevées et appliquer, s'il existe, le protocole de soins approprié.

647

La matériovigilance a pour objet la surveillance des incidents ou des risques d'incidents résultant de l'utilisation des dispositifs médicaux. Elle s'exerce sur les dispositifs médicaux après leur mise sur le marché. La matériovigilance comporte :

- le signalement et l'enregistrement des incidents ou des risques d'incidents ;
- l'enregistrement, l'évaluation et l'exploitation de ces informations dans un but de prévention ;
- la réalisation de toutes études ou travaux concernant la sécurité d'utilisation des dispositifs médicaux ;
- la réalisation et le suivi des actions correctives décidées (article R 665-48 du Code de la santé publique).

On entend par « dispositif médical » tout instrument, appareil, équipement, matière, produit (à l'exception des produits d'origine humaine) ou autre article utilisé seul ou en association, y compris les accessoires et logiciels intervenant dans son fonctionnement, destiné par le fabricant à être utilisé chez l'homme à des fins médicales et dont l'action principale voulue n'est pas obtenue par des moyens pharmacologiques ou immunologiques ni par métabolisme, mais dont la fonction peut être assistée par de tels moyens (article L 665-3 du Code de la santé publique).

648

Dès qu'un nourrisson présente des signes d'étouffement (absence de toux, ne peut pas pleurer, devient bleu, etc.), il faut immédiatement :

- le coucher tête dirigée vers sol (plus basse que le thorax), corps positionné sur l'avant-bras ;
- maintenir la tête avec les doigts positionnés de part et d'autre de la mandibule ;

- donner 5 tapes dans le dos, entre les omoplates avec le plat de la main ouverte.

Si c'est inefficace, il faut :

- retourner sur le bébé sur son avant-bras, tête placée dans le creux de la main ;
- placer deux doigts sur la moitié inférieure du sternum comme pour la réalisation d'une réanimation cardio-pulmonaire (RCP) ;
- effectuer cinq compressions thoraciques de façon plus lente et plus profonde que lors de la RCP.

Dès que possible, il faut donner ou faire donner l'alerte.

Entraînez-vous avec des schémas

649 – Annotez la figure 9.1.

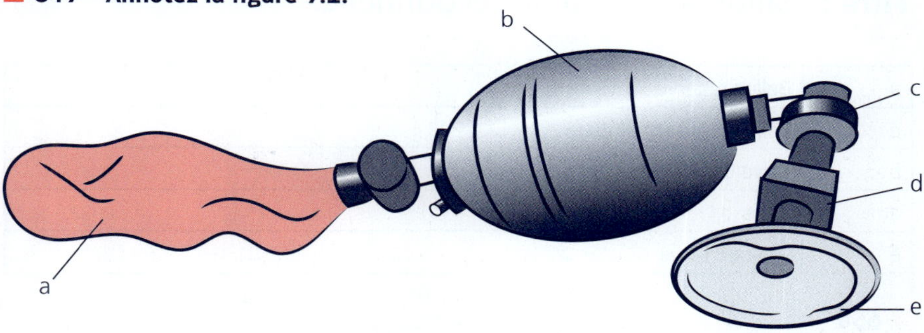

© Marie Schmitt

Titre : . . . .

a	
b	
c	
d	
e	

650 – Dessinez et expliquez le triangle de feu.

....
....
....
....
....
....
....
....

Réponses aux schémas

649 (figure 9.2)

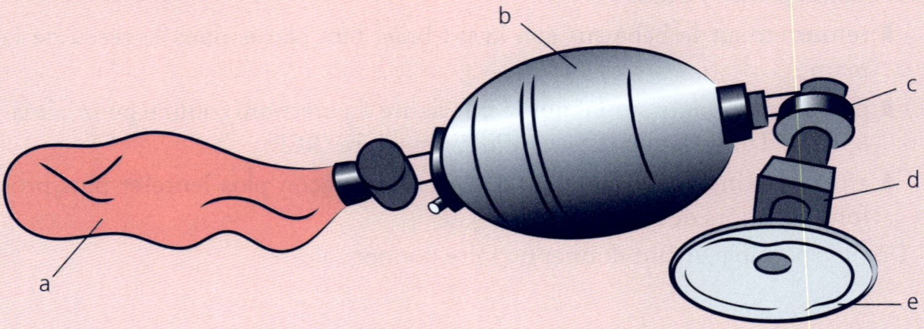

Titre : ballon à valve unidirectionnelle.

a	Ballon réserve
b	Ballon auto-remplisseur
c	Valve unidirectionnelle
d	Filtre
e	Masque facial

650

Le triangle du feu (figure 9.3) représente les éléments qui participent à la formation d'un incendie par combustion. Il s'agit d'un combustible (essence, tissu, bois, etc.), d'un comburant (l'oxygène) et de l'énergie d'activation (soleil, cigarettes, allumettes, électricité, etc.).

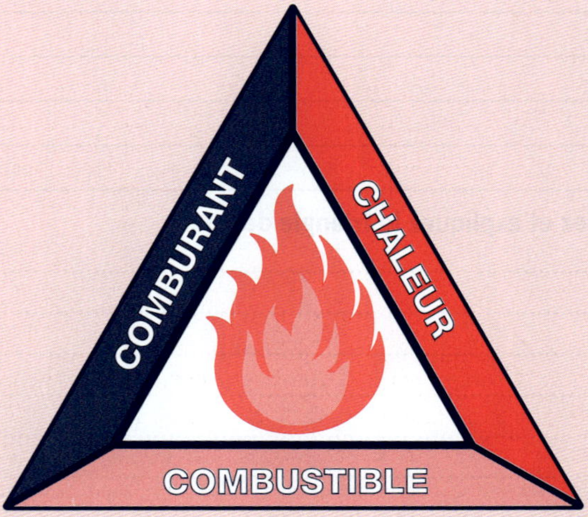

Entraînez-vous avec des cas cliniques

651

Infirmière en Établissement d'hébergement pour personnes âgées dépendantes (Ehpad), vous prenez votre service de nuit à 21 h. En passant les portes principales, vous sentez une odeur de brûlé en provenance du salon des résidents. En vous rendant sur place, vous constatez qu'un incendie a débuté et qu'une collègue est allongée, inconsciente, au milieu de la pièce.

Expliquez vos actions.

....

....

....

....

....

....

....

....

652

Infirmière en cardiologie de nuit, vous êtes en binôme avec une aide-soignante et avez à prendre en charge quinze patients hospitalisés. En arrivant à 21 h, votre collègue de jour ne vous fait part d'aucune situation critique ou de surveillance particulière à réaliser. À 21 h 30, vous commencez votre tour – en compagnie de l'aide-soignante – pour distribuer les médicaments de nuit et en profitez pour discuter avec les patients. À 22 h, vous toquez à la porte et entrez dans la chambre 41 de Mme V. Celle-ci est allongée sur son lit, yeux ouverts, une jambe pendante hors du lit. Elle ne répond pas à votre appel.

Que faites-vous ? Expliquez dans l'ordre la réalisation de vos gestes.

....

....

....

....

....

....

....

....

653

Infirmière organisatrice de l'accueil aux urgences, vous recevez M. K. qui tient un chiffon imbibé de sang au niveau de l'avant-bras gauche. En le questionnant rapidement, il vous indique qu'en travaillant sur son établi, il s'est planté un tournevis dans l'avant-bras. Il vous précise que cela continue à saigner et qu'il ne connaît pas son statut vaccinal.

■ **Définissez l'urgence présentée par M. K. et les risques encourus par celui-ci. Expliquez vos actions.**

....

....

....

....

....

....

....

....

Réponses aux cas cliniques

■ 651

Dès que je constate le début d'incendie, je donne l'alerte en appuyant sur le bouton de déclenchement « incendie ».

Puis je repère où se trouve ma collègue inanimée, je prends une grande inspiration, je retiens mon souffle et je me dirige vers elle pour réaliser un dégagement d'urgence avec une traction par les poignets.

Une fois la victime dégagée en dehors de la pièce, je m'assure que les portes de celle-ci soient fermées et je m'occupe de ma collègue en réalisant un bilan d'urgence. Inconsciente, je la mets en position latérale de sécurité.

Ensuite, je prends contact avec les pompiers et m'assure que les résidents soient en sécurité, c'est-à-dire déplacés horizontalement de la zone sinistrée vers une zone sécurisée. Il est à noter qu'en aucun cas les ascenseurs ne seront utilisés.

Lorsque les résidents et le personnel seront en sécurité et dans l'attente des renforts, j'utiliserai les moyens mis à disposition (extincteur) pour lutter contre l'incendie.

■ 652

Dès que je constate que Mme V. ne répond pas à mon appel, je demande à l'aide-soignante de rapprocher le chariot d'urgence de la chambre.

Pendant ce temps, je mets la patiente à plat dos et je commence à vérifier l'absence de conscience en lui demandant « Madame, serrez-moi la main », je libère les voies aériennes par une bascule prudente de la tête en arrière et en ouvrant la bouche.

Je me rends compte que Mme V. ne respire pas. Je commence un massage cardiaque externe de 30 compressions.

Lorsque l'aide-soignante revient, je lui demande d'appeler les renforts médicaux via le numéro d'appel d'urgence intra-hospitalière. Je lui demande de dire que nous sommes face à une patiente en arrêt cardiorespiratoire chambre 41 au sein du service de cardiologie et qu'un massage cardiaque a été débuté.

Puis je lui demande de me passer le plan dur que nous mettons sous le dos de la patiente et de brancher le ballon autoremplisseur à valve unidirectionnelle. Enfin, nous réalisons – dans l'attente de l'arrivée des renforts – l'alternance de 30 massages cardiaques externes associés à 2 insufflations.

653

Le patient présente une hémorragie externe, il s'agit donc d'une urgence vitale à court terme que l'on peut définir comme un saignement abondant pouvant imbiber en quelques secondes un paquet de mouchoirs.

Les risques encourus par le patient sont :

- à court terme : le malaise – par une baisse du débit sanguin – pouvant aller jusqu'au désamorçage de la pompe cardiaque et la mort ;
- à moyen terme : l'infection, car M. K. ne connaît pas son statut vaccinal, notamment antitétanique.

En qualité d'infirmière organisatrice de l'accueil aux urgences, je dois prioriser la prise en charge de M. K. en l'installant immédiatement au déchocage, allongé, et en prévenant rapidement le médecin urgentiste. Après son installation, une voie veineuse périphérique de gros calibre sera posée, la plaie explorée afin de décider si un avis chirurgical est – ou non – nécessaire et une injection de sérum antitétanique sera réalisée.

CHAPITRE

10 UE 4.4 – Thérapeutiques et contribution au diagnostic médical

PRÉREQUIS

Testez votre niveau sur les prérequis

UE 2.1.S1 Biologie fondamentale

Dans cet enseignement, les objectifs sont d'identifier le vivant et ses caractéristiques, de développer une vision intégrée des niveaux d'organisation de la cellule à l'organisme, de s'approprier des connaissances de base en biologie cellulaire et moléculaire, et de faire le lien entre des connaissances biologiques et les notions d'homéostasie, de maladie ou de thérapeutique.

654 – Indiquez la bonne réponse. Un caryotype montrant 46 chromosomes dont les 2 chromosomes sont Y est celui :

- ☐ a. d'un garçon
- ☐ b. d'une fille
- ☐ c. c'est impossible
- ☐ d. on ne peut pas savoir
- ☐ e. d'un garçon et d'une fille

655 – Indiquez les bonnes réponses. Quelles particularités possède le système nerveux central ?

- ☐ a. il est composé de l'encéphale et de la moelle épinière
- ☐ b. il possède des neurones
- ☐ c. il est composé de cellules gliales
- ☐ d. il est composé de cellules épithéliales
- ☐ e. il n'a pas besoin d'oxygène pour fonctionner

656 – Indiquez les bonnes réponses. L'épiderme se définit comme :

- ☐ a. la couche la plus superficielle de la peau
- ☐ b. un tissu conjonctif
- ☐ c. un tissu musculaire
- ☐ d. une barrière mécanique pratiquement imperméable
- ☐ e. un épithélium (un ensemble de cellules jointives étroitement associées entre elles formant un revêtement)

657 – Indiquez les bonnes réponses. Cochez les affirmations en ce qui concerne les réflexes

☐ a. ils peuvent être autonomes
☐ b. ils peuvent être osmotiques
☐ c. ils peuvent être de succion
☐ d. ils peuvent être oculaires
☐ e. ils peuvent être rotuliens

658 – Indiquez la bonne réponse. Pour fournir de l'énergie, lorsqu'un muscle se contracte, les liaisons des molécules d'ATP sont :

☐ a. lysées
☐ b. myolysées
☐ c. catalysées
☐ d. hydrolysées
☐ e. métabolisées

Réponses aux prérequis

Le barème :

- toutes les réponses sont conformes : 1 point ;
- 1 réponse non conforme : 0,5 point ;
- 2 réponses non conformes : 0,3 point ;
- 3 ou plus de réponses non conformes : 0 point.

Question	Réponse	Points obtenus
654	c.	
655	a. – b. – c.	
656	a. – d. – e.	
657	a. – c. – d. – e.	
658	d.	
TOTAL		

Vous avez obtenu moins de 3/5 : vous devez réviser vos cours et refaire une séance d'entraînement sur l'UE 2.1 Biologie fondamentale du semestre 1.

Vous avez obtenu plus de 3/5 : passez au test suivant.

UE 2.10.S1 Infectiologie et hygiène

Dans cet enseignement, les objectifs sont de décrire les mécanismes d'action des agents infectieux et d'identifier les règles d'hygiène utilisées dans les établissements de soins ainsi que d'en argumenter l'usage.

659 – Indiquez les bonnes réponses. Une des portes d'entrée des Infections liées aux soins (IIas) est la présence d'un cathéter, quelle que soit sa localisation. Les risques spécifiques liés à la présence d'un cathéter sur plusieurs jours sont :

☐ a. une infection locale
☐ b. une allergie
☐ c. une prolongation d'hospitalisation

☐ d. une thrombose
☐ e. une septicémie

660 – Indiquez la bonne réponse. Les déchets hospitaliers sont classés :
☐ a. en 6 catégories (de soins, à risque, domestiques, humains, sales, propres)
☐ b. en 5 catégories (de soins, à risque, domestiques, humains, sales)
☐ c. en 4 catégories (de soins, à risque, domestiques, humains)
☐ d. en 3 catégories (de soins, à risque, domestiques)
☐ e. en 2 catégories (de soins, à risque)

661 – Indiquez les bonnes réponses. La réaction inflammatoire :
☐ a. fait suite à une agression immunitaire
☐ b. est un phénomène réflexe
☐ c. est toujours localisée
☐ d. est une réponse de défense
☐ e. fait suite à une agression tissulaire

662 – Indiquez les bonnes réponses. Une infection locale provoque une réaction inflammatoire qui produit plusieurs effets parmi lesquels :
☐ a. l'activation des leucocytes
☐ b. l'inhibition des leucocytes
☐ c. l'inhibition des cytokines
☐ d. l'activation des cytokines
☐ e. l'inhibition des cytokines

663 – Indiquez les bonnes réponses. Les champignons sont des parasites qui vivent dans les milieux :
☐ a. secs
☐ b. humides
☐ c. froids
☐ d. chauds
☐ e. tempérés

Réponses aux prérequis

Le barème :

- toutes les réponses sont conformes : 1 point ;
- 1 réponse non conforme : 0,5 point ;
- 2 réponses non conformes : 0,3 point ;
- 3 ou plus de réponses non conformes : 0 point.

Question	Réponse	Points obtenus
659	a. – c. – e.	
660	d.	
661	c. – d. – e.	
662	a. – d.	
663	b. – d.	
TOTAL		

Vous avez obtenu moins de 3/5 : vous devez réviser vos cours et refaire une séance d'entraînement sur l'UE 2.10 Infectiologie et hygiène du semestre 1.

Vous avez obtenu plus de 3/5 : passez au test suivant.

▶ UE 2.11.S1 Pharmacologie et thérapeutiques

Dans cet enseignement, les objectifs sont de citer les mécanismes d'action, d'absorption et d'élimination des médicaments, d'identifier les notions de dosage, de dilution et de préparation, et d'expliciter les risques et dangers dans l'administration médicamenteuse.

664 – Indiquez les bonnes réponses. Vous devez préparer une perfusion en rajoutant des électrolytes avec des ampoules de Chlorure de sodium (NaCl) notées 10 mL – 20 %. Que veut dire l'annotation 20 % marquée sur l'étiquette de l'ampoule ?

- ☐ a. il y a 20 grammes de NaCl dans l'ampoule de 10 mL
- ☐ b. il y a 2 grammes de NaCl dans l'ampoule de 10 mL
- ☐ c. il y a 20 grammes de NaCl pour 100 mL de solution
- ☐ d. il y a 2 grammes de NaCl pour 100 mL de solution
- ☐ e. il y a 0,2 gramme de NaCl pour 1 mL de solution

665 – Indiquez les bonnes réponses. En pharmacocinétique, la clairance se définit par :

- ☐ a. la concentration plasmatique d'un principe actif
- ☐ b. la capacité de l'organisme à éliminer un principe actif
- ☐ c. la quantité de sang totalement épuré/unité de temps
- ☐ d. la quantité de principe actif éliminé par l'intestin
- ☐ e. la quantité de plasma totalement épuré/unité de temps

666 – Indiquez les bonnes réponses. L'excipient d'un médicament se définit comme :

- ☐ a. une substance neutre ajoutée au médicament pour lui donner sa forme
- ☐ b. une substance qui apporte au médicament sa forme, son goût
- ☐ c. une substance pouvant avoir des effets notoires tels que l'allergie ou une intolérance
- ☐ d. une substance identique au médicament princeps
- ☐ e. une substance parfois très différente du médicament princeps

667 – Indiquez la bonne réponse. C'est un liquide homogène obtenu en mélangeant un corps solide avec un solvant (eau ou alcool). Le produit obtenu est :

- ☐ a. une solution
- ☐ b. une teinture alcoolique
- ☐ c. un sirop
- ☐ d. des granules
- ☐ e. des dragées

668 – Indiquez la bonne réponse. Les médicaments suivants sont destinés à l'application sur les muqueuses, sauf un. Indiquez lequel

☐ a. les ovules
☐ b. les collutoires
☐ c. les pommades
☐ d. les aérosols
☐ e. les collyres

Réponses aux prérequis

Le barème :

- toutes les réponses sont conformes : 1 point ;
- 1 réponse non conforme : 0,5 point ;
- 2 réponses non conformes : 0,3 point ;
- 3 ou plus de réponses non conformes : 0 point.

Question	Réponse	Points obtenus
664	b. – c. – e.	
665	b. – e.	
666	b. – c. – e.	
667	a.	
668	c.	
TOTAL		

Vous avez obtenu moins de 3/5 : vous devez réviser vos cours et refaire une séance d'entraînement sur l'UE 2.11 Pharmacologie et thérapeutiques du semestre 1.

Vous avez obtenu plus de 3/5 : passez au test suivant.

OBJECTIFS/CONTENU DE L'UE

Objectifs de l'unité d'enseignement[1]

- Réaliser des actions à visée diagnostique et thérapeutique conforme aux bonnes pratiques
- Intégrer les règles de surveillance et de suivi de ces activités thérapeutiques et diagnostiques dans le respect des protocoles
- Développer des habiletés gestuelles et comportementales en relation avec les contextes, les situations et les activités

1. Auteur référent : Catherine Müller.

Éléments de contenu

- Le concept d'aseptie
- Les principes et règles de préparation, réalisation et surveillance des soins, actes et activités autorisées par la législation
- La préparation des thérapeutiques médicales
- La réalisation d'actes contribuant au traitement ou au diagnostic conforme à la liste autorisée
- La préparation d'injections avec calculs de dose
- La réalisation des activités prescrites par les infirmières : vaccination antigrippale et dispositifs médicaux

TESTEZ-VOUS

Testez vos connaissances

669 – Indiquez la bonne réponse. L'hygiène est :

☐ a. l'ensemble des règles et des pratiques concernant les soins
☐ b. l'ensemble des règles et des pratiques concernant les défenses de l'organisme
☐ c. l'ensemble des règles et des pratiques concernant les infections
☐ d. l'ensemble des règles et des pratiques concernant la santé
☐ e. l'ensemble des règles et des pratiques concernant l'invasion des germes

670 – Indiquez la bonne réponse. L'immunité innée est :

☐ a. non spécifique
☐ b. acquise
☐ c. spécifique
☐ d. adaptative
☐ e. apprise

671 – Indiquez la bonne réponse. Parmi les flores potentiellement pathogènes, on trouve :

☐ a. les cellules
☐ b. les bactéries
☐ c. la flore commensale
☐ d. la flore saprophyte
☐ e. la flore procaryote

672 – Indiquez la bonne réponse. Les germes responsables d'infections nosocomiales sont présents essentiellement sur :

☐ a. les mains
☐ b. les pieds
☐ c. les téguments
☐ d. les surfaces
☐ e. les tissus

673 – Indiquez les bonnes réponses. Une hyperleucocytose peut avoir pour conséquence :

☐ a. une épuration des produits de la lyse tissulaire
☐ b. le développement d'un agent infectieux
☐ c. la réparation des tissus lésés
☐ d. d'une inflammation généralisée
☐ e. le développement de médiateurs chimiques

674 – Indiquez la bonne réponse. Les antiseptiques sont actifs sur :

☐ a. tous les germes
☐ b. exclusivement les bactéries
☐ c. exclusivement les virus
☐ d. exclusivement les champignons
☐ e. exclusivement les bactéries et les virus

675 – Indiquez les bonnes réponses. La préparation et la distribution des thérapeutiques sont prévues par la législation qui régit la profession d'infirmier. Les textes de référence sont :

☐ a. le décret du 29 juillet 2009
☐ b. le Code de la santé publique
☐ c. l'arrêté du 21 avril 2007
☐ d. le décret 2004-802 du 29 juillet 2004
☐ e. le Code de déontologie infirmier

676 – Indiquez la bonne réponse. Le milieu intérieur de l'organisme est :

☐ a. septique
☐ b. antiseptique
☐ c. égoseptique
☐ d. aseptique
☐ e. transseptique

677 – Indiquez la bonne réponse. Chez un adulte, une perfusion de liquide clair administrée à l'aide d'un perfuseur permet de délivrer :

☐ a. 10 gouttes/minute
☐ b. 15 gouttes/minute
☐ c. 20 gouttes/minute
☐ d. 25 gouttes/minute
☐ e. 60 gouttes/minute

678 – Indiquez les bonnes réponses. Les défenses immunitaires de l'organisme sont :

☐ a. l'immunité vaccinale
☐ b. l'immunité innée
☐ c. l'immunité spécifique
☐ d. l'immunité acquise
☐ e. l'immunité adaptative

Bilan du test

Le barème :

- toutes les réponses à une question sont conformes : 1 point ;
- 1 réponse est non conforme : 0,5 point ;
- 2 réponses sont non conformes : 0,3 point ;
- 3 réponses ou plus sont non conformes : 0 point.

Questions	Réponses	Points obtenus
669	d.	
670	a.	
671	b.	
672	a.	
673	d.	
674	a.	
675	b. – d.	
676	d.	
677	c.	
678	b. – c. – d. – e.	
TOTAL		

Vous avez moins de 5/10 : l'essentiel n'est pas maîtrisé. Révisez vos cours avant de commencer l'entraînement.

Vous avez entre 5 et 7/10 : il faut poursuivre vos efforts. Vous avez déjà acquis certaines notions, mais celles-ci doivent être renforcées. Révisez les thèmes sur lesquels vous avez perdu des points avant de commencer l'entraînement.

Vous avez plus de 7/10 : consolidez vos acquis. Vous êtes presque prêt ; poursuivez vos efforts en vous entraînant.

ENTRAÎNEZ-VOUS

Entraînez-vous avec des QCM

Consignes : une ou plusieurs bonnes réponses sont attendues pour l'ensemble des questions.

679 – L'antisepsie lutte contre l'invasion des germes appartenant à la flore :

☐ a. transitoire
☐ b. résidente
☐ c. commensale
☐ d. saprophyte
☐ e. récupéré

680 – Les infections de l'organisme sont dues à des micro-organismes dont le pouvoir pathogène leur permet de :

☐ a. se fixer sur l'organisme
☐ b. se comporter comme l'organisme
☐ c. contourner les défenses de l'organisme
☐ d. se laisser phagocyter
☐ e. sécréter des enzymes

681 – Une infection est dite associée aux soins (IAS) si :

☐ a. elle survient au décours d'un accident
☐ b. elle survient au décours d'une prise en charge
☐ c. elle survient après au moins 48 h de prise en charge
☐ d. elle survient après au moins 72 h de prise en charge
☐ e. elle survient moins 48 h après la prise en charge

682 – L'antisepsie est une intervention ponctuelle sur les tissus vivants. Elle a pour but de :

☐ a. diminuer le nombre de micro-organismes présents sur les tissus
☐ b. modifier le profil des micro-organismes présents sur les tissus
☐ c. laver les micro-organismes présents sur les tissus
☐ d. tuer les micro-organismes présents sur les tissus
☐ e. inactiver les virus présents sur les tissus

683 – Les antiseptiques sont à utiliser :

☐ a. sur une peau saine et propre
☐ b. sans être mélangés
☐ c. avant un acte invasif
☐ d. après un acte invasif
☐ e. l'un après l'autre

684 – Les antiseptiques ont une durée de conservation limitée. Pour leur conserver toutes leurs propriétés, il est conseillé de :

☐ a. les conserver au frais
☐ b. les conserver à l'abri de la lumière
☐ c. préparer les dilutions extemporanément
☐ d. préparer les dilutions à l'avance
☐ e. les conserver à l'abri de l'air

685 – La Bétadine® dermique est un dérivé iodé qui peut être utilisé pour :

☐ a. le lavage antiseptique des mains
☐ b. l'antisepsie de la peau saine
☐ c. la détersion d'une plaie
☐ d. le nettoyage des muqueuses
☐ e. l'antisepsie d'une plaie

686 – L'Hibiscrub® est :

☐ a. un halogéné
☐ b. un dérivé des biguanides

☐ c. un dérivé alcoolique
☐ d. un ammonium quaternaire
☐ e. un alcool

687 – Le Cetavlon® est un ammonium quaternaire. Cette famille d'antiseptique est connue pour :

☐ a. son spectre étroit
☐ b. son spectre large
☐ c. ses propriétés moussantes
☐ d. ses propriétés très nettoyantes
☐ e. ses propriétés de séchage immédiat

688 – Les principales sources d'erreur d'utilisation des antiseptiques concernent :

☐ a. des mélanges incompatibles
☐ b. des incompatibilités chimiques
☐ c. le non-respect de la prescription
☐ d. des incompatibilités physiques
☐ e. des erreurs de dilution

689 – Avant de préparer un traitement, il est indispensable que l'infirmière connaisse :

☐ a. le lieu de la prescription
☐ b. les raisons de la prescription
☐ c. le projet de vie du bénéficiaire
☐ d. la personne bénéficiaire
☐ e. les règles spécifiques à respecter

690 – Chaque soin réalisé doit être surveillé et contrôlé. La surveillance du fonctionnement d'un pousse-seringue électrique concerne obligatoirement :

☐ a. la (les) rampe(s) et robinet(s)
☐ b. la corrélation entre vitesse prescrite et contenu de la seringue (en mL)
☐ c. la vitesse affichée
☐ d. la vitesse prescrite
☐ e. la corrélation entre vitesse affichée et contenu de la seringue (en mL)

691 – L'infirmière agit dans le cadre de ses rôles propre et prescrit et selon ses compétences. Toutes les surveillances de soins sont stipulées dans :

☐ a. le référentiel d'activité
☐ b. le référentiel d'actes
☐ c. le référentiel professionnel
☐ d. le référentiel déontologique
☐ e. le référentiel d'action de l'infirmière

■ 692 – La préparation d'une injection intraveineuse nécessite rigueur et précision. Il est indispensable de toujours vérifier et de s'assurer de :

☐ a. la couleur de la préparation
☐ b. la température de la préparation
☐ c. la stérilité de la préparation
☐ d. la suspension de la préparation
☐ e. la clarté de la préparation

■ 693 – Les principaux risques d'erreurs lors des injections sont :

☐ a. des erreurs de dose
☐ b. des erreurs d'identité du patient
☐ c. des erreurs de voie d'injection
☐ d. des erreurs de prescription
☐ e. des erreurs de lecture de la prescription

■ 694 – Lors de sa reconstitution, un produit médicamenteux peut se dégrader. Ce phénomène peut être dû à :

☐ a. des interactions contenant-contenu
☐ b. une modification ionique du produit
☐ c. un changement moléculaire du produit
☐ d. une concentration inadaptée du produit dans le solvant
☐ e. une concentration inadaptée du solvant dans le produit

■ 695 – Pour assurer la stabilité d'un produit reconstitué, les règles de bonne pratique conseillent de :

☐ a. toujours reconstituer les produits dans une seringue en verre
☐ b. toujours mélanger un produit huileux avec un produit non huileux
☐ c. ne pas mélanger plusieurs produits dans la même seringue
☐ d. attendre quelques instants pour vérifier la disparition d'un mélange floconneux
☐ e. éliminer toute ampoule entamée

■ 696 – Les risques spécifiques d'une injection intramusculaire sont :

☐ a. une blessure vasculaire
☐ b. une blessure musculaire
☐ c. une blessure nerveuse
☐ d. un risque cardiovasculaire
☐ e. un risque allergique

■ 697 – Chez un enfant de moins de 2 ans, le volume d'une injection intramusculaire ne doit pas excéder :

☐ a. 0,5 mL
☐ b. 1 mL
☐ c. 1,5 mL
☐ d. 2 mL
☐ e. 2,5 mL

698 – Les sites possibles d'injection d'Insuline® sous-cutanée sont :

☐ a. la face postérieure de la cuisse
☐ b. la face antérieure de la cuisse
☐ c. le quart supéro-externe de la fesse
☐ d. l'épaule
☐ e. l'abdomen

699 – La réhydratation d'un patient peut se faire par :

☐ a. perfusion intraveineuse
☐ b. perfusion sus-cutanée
☐ c. perfusion sous-cutanée
☐ d. perfusion intramusculaire
☐ e. perfusion sous-musculaire

700 – Les emplacements idéaux d'une perfusion sur le membre supérieur sont :

☐ a. dans les veines de la face dorsale de la main
☐ b. dans les veines de la face dorsale de l'avant-bras
☐ c. dans les veines de la face antérieure de l'avant-bras
☐ d. dans les veines du dessus du pied
☐ e. dans les veines de la cheville

701 – La Haute autorité de santé (HAS) recommande de ne pas perfuser un patient du côté :

☐ a. d'une autre perfusion
☐ b. d'un curage ganglionnaire axillaire
☐ c. d'une phlébite
☐ d. d'une fistule artérioveineuse
☐ e. d'un foyer infectieux

702 – Chez l'adulte, la (les) voie(s) veineuse(s) d'urgence pour l'administration d'un produit injectable en grande quantité est :

☐ a. la voie trachéale
☐ b. la voie sublinguale
☐ c. la voie artérielle
☐ d. la voie transtibiale
☐ e. la voie médiastinale

703 – Les moyens spécifiques pour limiter le risque d'accident d'exposition aux virus (AEV), par effraction cutanée, sont :

☐ a. le port d'une blouse de protection
☐ b. le port d'un masque de protection
☐ c. l'usage d'un matériel sécurisé
☐ d. le port de gants
☐ e. le non-recapuchonnage des objets coupants/tranchants

■ 704 – Exercice de dilution 1. Vous devez préparer une dilution de Surfanios® pour le nettoyage des surfaces de la salle de soins. Vous diluez 20 mL de Surfanios® dans 8 L d'eau. Vous obtenez ainsi une solution diluée à :

☐ a. 0,0025 %
☐ b. 0,025 %
☐ c. 0,25 %
☐ d. 2,5 %
☐ e. 25 %

■ 705 – Exercice de dilution 2. Vous disposez d'un flacon d'amoxicilline 1g alors que vous devez préparer 450 mg d'amoxicilline à injecter en intraveineux. Vous préparez une seringue de 10 mL, vous diluez le flacon initial. Avant l'injection, vous prélevez :

☐ a. 3,5 mL
☐ b. 4 mL
☐ c. 4,5 mL
☐ d. 5 mL
☐ e. 5,5 mL

■ 706 – Exercice de dilution 3. Le médecin a prescrit une perfusion de 500 mL de Ringer Lactate® à administrer à Mme M. de 12 h à 20 h. Le débit que vous calculez est de :

☐ a. 12 gouttes/min
☐ b. 15 gouttes/min
☐ c. 20 gouttes/min
☐ d. 23 gouttes/min
☐ e. 25 gouttes/min

■ 707 – Avant de réaliser un pansement, il est indispensable d'identifier :

☐ a. le type de plaie
☐ b. la classification ASA de la plaie
☐ c. les causes de cette plaie
☐ d. le protocole correspondant
☐ e. les facteurs pouvant ralentir la cicatrisation

■ 708 – L'infirmière doit assurer la sécurité des soins, en particulier lors de l'administration et la surveillance des thérapeutiques. Tout ceci est réglementé par :

☐ a. les recommandations de bonnes pratiques
☐ b. le référentiel de compétences
☐ c. le code de déontologie
☐ d. les vigilances sanitaires
☐ e. les protocoles de service

Réponses aux QCM

679 – a. Seule la flore transitoire, **chez l'homme sain**, est potentiellement pathogène et doit être tuée ou inactivée.

680 – a. – c. – e.

681 – b. – c.

682 – a. – d. – e.

683 – a. – b. – c.

684 – b. – c.

685 – b. – e.

686 – b. C'est une solution moussante à large spectre. Toutes les autres propositions sont fausses : halogénés (Bétadine©), alcool et dérivé alcoolique, ammonium quaternaire (Cétavlon©).

687 – a. – c. – d.

688 – d. – e.

689 – b. – d. – e. En lien avec les règles professionnelles et de bonnes pratiques, **dans ce cas précis**, le lieu de la prescription et le projet de vie du patient n'apportent aucune information pertinente.

690 – a. – c. – e.

691 – a.

692 – c. – e.

693 – a. – b. – c.

694 – a. – d.

695 – c. – e.

696 – a. – c. – e. Le risque cardiovasculaire (d.) est lié aux effets indésirables du produit utilisé.

697 – b.

698 – b. – c. – e.

699 – a. – c.

700 – a. – b. – c.

701 – b. – d. – e.

702 – d. – e. Les 3 premières propositions peuvent éventuellement être considérées comme des voies veineuses d'urgence pour des injections uniques de petits volumes, mais elles ne permettent en aucun cas l'administration de médicaments en grande quantité (remplissage, etc.).

703 – c. – d. – e.

704 – c.

705 – c.

706 – c.

707 – a. – c. – e.

708 – d.

Entraînez-vous avec des QROC

■ 709 – La réalisation de soins et la préparation des thérapeutiques nécessitent un principe essentiel : le respect d'une hygiène rigoureuse. Citez les mesures spécifiques à respecter en permanence en matière d'hygiène lors de la réalisation des soins.

■ 710 – En fonction du type de plaie, l'infirmière peut utiliser différentes sortes de pansements. Citez les 4 types de pansements existants et leurs principales propriétés.

■ 711 – Citez les risques spécifiques lors de la réalisation puis tout au long de la présence d'un pansement.

■ 712 – Citez les moyens de surveillance du risque infectieux d'une voie veineuse.

713 – Afin d'éviter tout risque de surinfection d'une plaie, citez les précautions spécifiques et générales à prendre lors de la réalisation d'un pansement.

....

....

....

....

....

....

....

....

Réponses aux QROC

709

Les mesures d'hygiène à prendre lors de la réalisation d'un soin sont :

- le lavage des mains ou utilisation de SHA;
- l'usage de matériel à usage unique ou stérile;
- le port d'un masque, d'une blouse et d'une coiffe chaque fois que nécessaire;
- le port de gants.

La désinfection, l'antisepsie et l'aseptie sont d'usage permanent.

710

Il existe 4 types de pansements à mettre sur une plaie, chacun ayant des propriétés spécifiques :

- les hydrocolloïdes : imperméables à l'eau, confortables car non adhérents à la plaie, ils favorisent la cicatrisation tout en permettant les bains et les douches;
- les alginates sont hémostatiques, ont un haut pouvoir absorbant et restent souples tout au long de l'utilisation;
- les hydrocellulaires n'adhèrent pas à la plaie, absorbent les exsudats tout en assurant une imperméabilité grâce à leur couche extérieure imperméable, ils ne laissent aucun résidu;
- les hydrogels servent à hydrater les plaies nécrotiques, ils maintiennent l'humidité et ils n'adhèrent pas à la plaie.

711

Les risques spécifiques lors de la réalisation puis tout au long de la présence d'un pansement sont :

- une erreur et le non-respect de la prescription;
- une allergie au produit;
- une douleur;
- une surinfection de la plaie;
- un pansement inefficace;
- une hémorragie ou un saignement;
- un arrachement du pansement;
- une exposition au sang et/ou aux liquides biologiques.

■ **712**

La surveillance d'une voie veineuse doit permettre de détecter tout risque d'infection. Pour cela, il s'agit de :

- surveiller la température du patient ;
- surveiller le point de ponction, l'état du trajet de la veine, une éventuelle extravasation ou rougeur ;
- une aseptie parfaite lors des soins.

Par ailleurs, toutes les manipulations doivent être aseptiques et le cathéter changé toutes les 48 à 72 h.

■ **713**

Les précautions à prendre pour la réalisation d'un pansement sont :

- faire 1 seul soin à la fois ;
- se laver les mains ou utiliser du SHA à renouveler +++ ;
- faire le pansement après la toilette du patient et le bionettoyage de la chambre ;
- utiliser du matériel à usage unique ou stérile ;
- respecter les techniques de soin et les protocoles ;
- respecter les recommandations d'usage des antiseptiques.

Entraînez-vous avec des schémas

■ **714 – La figure 10.1 montre les différents angles d'injection selon la voie d'injection. Pour chacun, précisez à quelle voie d'injection il correspond**

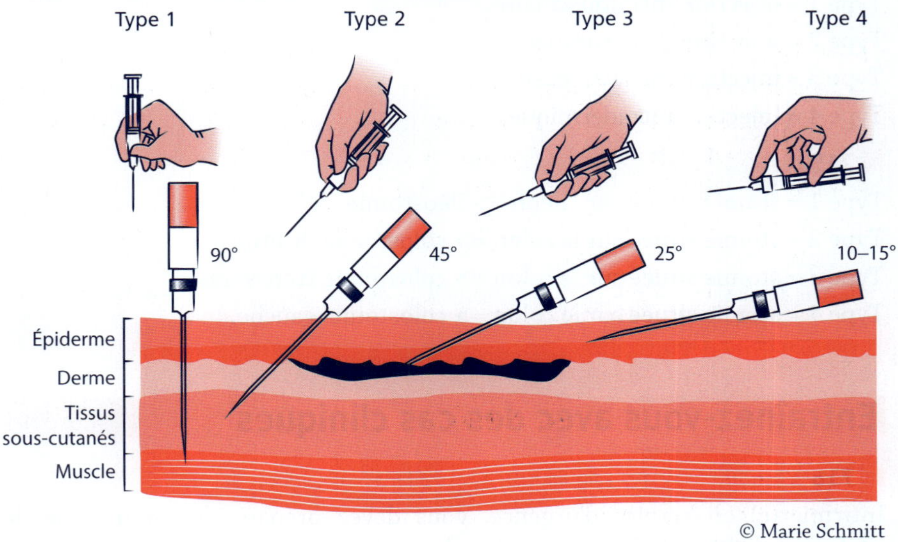

© Marie Schmitt

Type 1	
Type 2	
Type 3	
Type 4	

715 – La figure 10.2 montre les différentes implantations des stomies digestives. Pour chacune, précisez leur implantation et leur dénomination précise

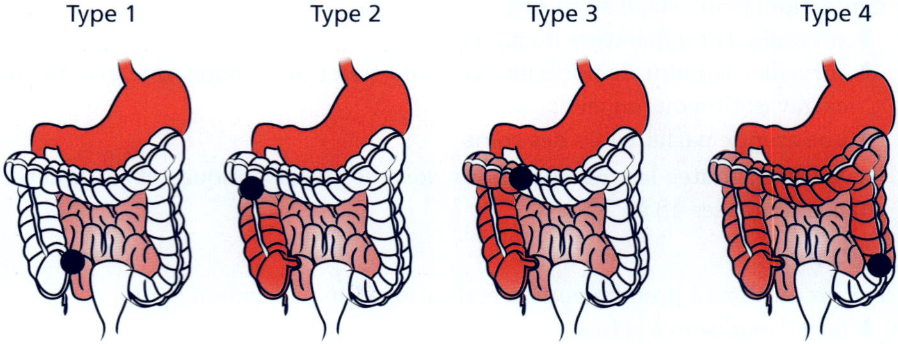

© Marie Schmitt

Type 1	
Type 2	
Type 3	
Type 4	

Réponses aux schémas

714

Type 1 = injection intramusculaire.
Type 2 = injection sous-cutanée.
Type 3 = injection intraveineuse.
Type 4 = injection intradermique.

715

Type 1 = stomie située sur l'iléon => iléostomie.
Type 2 = stomie située sur le colon => colostomie droite.
Type 3 = stomie située sur le colon => colostomie transverse.
Type 4 = stomie située sur le colon => colostomie gauche.

Entraînez-vous avec des cas cliniques

716

Infirmier(e) en service d'urgence, vous devez préparer le programme de perfusion de Mme D. La prescription du médecin précise :

- 1 000 mL NaCl 0,9 % sur 12 h ;
- 2 g KCl + 1 g NaCl + 10 mL de multivitamines (Polyvit®).

Vous disposez d'ampoules de KCl (20 mL à 10 %) et de NaCl (10 mL à 10 %) et de flacons de Polyvit® de 20 mL.

Expliquez la préparation de la perfusion ainsi que le débit auquel vous la réglez (en gouttes/min).

....

....

....

....

....

....

....

....

717

Infirmier(e) à domicile, vous devez administrer une perfusion de 250 mL de sérum glucosé 5 % sur 6 heures, dont 100 mL sur les 2 premières heures.

Calculez le débit de la perfusion sur les 2 premières heures puis sur les heures suivantes (en gouttes/min).

....

....

....

....

....

....

....

....

718

Infirmier(e) en cardiologie, le médecin vous demande d'administrer 25 mg de lidocaïne en IVD, suivi d'une perfusion au PSE sur 30 minutes à la dose de 1,5 mg/min. Vous disposez de flacons de 20 mL dosés à 50 mg/mL.

Expliquez comment vous préparez la seringue électrique et le débit (en mL/h) que vous réglerez pour une seringue de 15 mL. Vous préciserez ensuite la quantité globale de produit actif que reçoit le patient (en mg).

....

....

....

....

....

....

....

....

Réponses aux cas cliniques

716

Il faut commencer par préparer les électrolytes à ajouter :

- KCl à 10 %, 1 ampoule de 20 mL contient 2 g de KCl (10 % = 10 g dans 100 mL, soit 2 g dans 20 mL) ;
- NaCl à 10 %, 1 ampoule de 10 mL contient 1 g de NaCl (10 % = 10 g dans 100 mL, soit 1 g dans 10 mL) ;
- Polyvit® 1 flacon contient 20 mL.

Pour respecter la prescription, il s'agit de préparer **20 mL de KCl (soit 1 ampoule) + 10 mL de NaCl (soit 1 ampoule) + 10 mL de Polyvit® (soit ½ ampoule) = 40 mL au total**.

À ajouter à 1 000 mL de NaCl 0,9 %.

On obtient donc une perfusion totale de 1 040 mL.

1 040 mL à perfuser sur 12 h, soit $\frac{1040}{12}$ sur 1 heure soit 86,66 mL en 1 h, soit $\frac{86,66}{60}$ mL en 1 min

Donc 1,44 mL en 1 min, soit 1,44 × 20 gouttes => 28,8 ou 29 gouttes/min par excès.

717

100 mL à perfuser sur 2 h, soit $\frac{100}{2}$ sur 1 heure soit 50 mL en 1 h, soit $\frac{50}{60}$ mL en 1 min.

Donc 0,83 mL en 1 min, soit 0,83 × 20 gouttes => 16,6 ou **17 gouttes/min par excès**.

Sur les 4 heures suivantes, il faut perfuser 150 mL.

150 mL à perfuser sur 4 h, soit $\frac{150 \text{ mL} \times 20 \text{ gouttes}}{4 \text{ h} \times 60 \text{ min}}$ sur 1 min => 12,5, soit **13 gouttes/min par excès**

718

Il s'agit d'administrer 1,5 mg/min au PSE => 1,5 × 30 = 45 mg au PSE.

Le flacon de lidocaïne contient $\frac{50 \text{ mg dans } 1 \text{ mL}}{45 \text{ mL dans } x \text{ mL}} \Rightarrow \frac{45 \times 1}{50}$ => 0,9 mL à prélever dans le flacon

On prélève donc 0,9 mL de lidocaïne et on complète la seringue du PSE jusqu'à 15 mL, soit 14,1 mL à ajouter.

Le patient recevra donc au total 45 mg + 25 mg = **70 mg** de lidocaïne.

La seringue prête est à administrer sur 30 min => 15 mL en 30 min, soit 30 mL en 60 min.

Le débit à afficher est donc de **30 mL/heure**.

CHAPITRE

11 UE 4.5 – Soins infirmiers et gestion des risques

PRÉREQUIS

Testez votre niveau sur les prérequis

▶ UE 2.10 du semestre 1 – Infectiologie et hygiène

Dans cet enseignement, les objectifs sont de décrire les mécanismes d'action des agents infectieux et d'identifier les règles d'hygiène utilisées dans les établissements de soins ainsi que d'en argumenter l'usage.

719 – Indiquez la bonne réponse. Le lavage antiseptique des mains peut être réalisé :

- ☐ a. par la mise en place d'une paire de gants
- ☐ b. par la mise en place d'une double paire de gants
- ☐ c. par un rinçage des mains après les soins
- ☒ d. par friction avec un produit hydro-alcoolique
- ☐ e. par un trempage des mains dans un antiseptique

720 – Indiquez les bonnes réponses. Un antibiotique est choisi par le médecin en fonction :

- ☒ a. de l'état clinique du patient
- ☐ b. de la dose prévue
- ☐ c. du dosage disponible
- ☒ d. du site de l'infection
- ☒ e. de l'antibiogramme

721 – Indiquez la bonne réponse. L'isolement sert à éviter la propagation des germes à l'extérieur de la chambre d'un patient. L'isolement de contact sert à éviter le risque de :

- ☒ a. transmission manuportée
- ☐ b. transmission aéroportée
- ☐ c. transmission digestive
- ☐ d. transmission respiratoire
- ☐ e. transmission décroisée

722 – Indiquez les bonnes réponses. La défense immunitaire acquise est efficace à long terme. Elle se met en jeu grâce à plusieurs éléments :

- ☒ a. les lymphocytes B
- ☒ b. les immunoglobulines

- [ ] c. les lymphocytes T
- [x] d. les macrocytes
- [ ] e. les granulocytes

723 – Indiquez les bonnes réponses. Il existe plusieurs classes d'agents infectieux, parmi lesquelles :

- [x] a. les bactéries
- [x] b. les animaux
- [x] c. les virus
- [x] d. les ATNC
- [x] e. les parasites

Réponses aux prérequis

Le barème :

- toutes les réponses sont conformes : 1 point ;
- 1 réponse non conforme : 0,5 point ;
- 2 réponses non conformes : 0,3 point ;
- 3 ou plus de réponses non conformes : 0 point.

Question	Réponse	Points obtenus
719	d.	
720	a. – d. – e.	
721	a.	
722	a. – b. – c.	
723	a. – c. – d. – e.	
TOTAL		

Vous avez obtenu moins de 3/5 : vous devez réviser vos cours et refaire une séance d'entraînement sur l'UE 2.10 Infectiologie et hygiène du semestre 1.

Vous avez obtenu plus de 3/5 : passez au test suivant.

OBJECTIFS/CONTENU DE L'UE

Objectifs de l'unité d'enseignement[1]

- Identifier les principaux risques dans le domaine de la santé des personnes et des populations
- Intégrer les notions de danger et de risque dans les situations de soins
- Identifier les mesures adaptées à mettre en œuvre en situation de risque infectieux

1. Auteurs référents : Dominique Le Bœuf et Jérôme Chevillotte.

Éléments de contenu

- Les concepts : risque, facteur de risque, prise de risque, sécurité et besoin de sécurité, acceptabilité, seuil
- Le risque et la sécurité dans l'activité humaine, le risque et la santé
- Les différents types de risque dans le domaine de la santé, le risque et la sécurité sanitaire dans les établissements de santé, le risque lié aux soins
- Le risque infectieux hospitalier, la gestion et l'élimination des déchets, la circulation des personnes et des matériels, l'antisepsie, l'asepsie, la stérilisation
- Le risque et l'environnement, la santé environnementale
- Les comportements à risque, la notion de crise, les jeux à risque

TESTEZ-VOUS

Testez vos connaissances

724 – Indiquez les bonnes réponses. Selon l'Organisation mondiale de la santé, les facteurs de risque en santé sont liés à :

- ☐ a. des caractéristiques physiques (race, sexe, âge, obésité, etc.)
- ☐ b. des variables (tabagisme, alcoolisme, niveau d'exposition professionnelle, etc.)
- ☐ c. des gènes prédisposants
- ☐ d. une probabilité accrue d'un effet toxique
- ☐ e. des cultures favorisantes

725 – Indiquez la bonne réponse. Un danger se définit comme ce qui :

- ☐ a. compromet la réputation de quelqu'un
- ☐ b. crée un risque permanent
- ☐ c. menace ou compromet la sûreté, l'existence de quelqu'un ou de quelque chose
- ☐ d. compromet le fonctionnement de quelque chose
- ☐ e. est lié à une propriété intrinsèque d'un produit ou d'un objet

726 – Indiquez la bonne réponse. L'ensemble des procédures de surveillance organisées depuis la collecte de sang et de ses composants jusqu'au suivi des receveurs de transfusion s'appelle :

- ☐ a. la biovigilance
- ☐ b. la pharmacovigilance
- ☐ c. l'hémovigilance
- ☐ d. la réactovigilance
- ☐ e. l'identitovigilance

727 – Indiquez la bonne réponse. L'Agence nationale de santé publique, également appelée Santé publique France, est une agence qui réunit :

- ☐ a. la HAS, l'InVs et l'Eprus
- ☐ b. la HAS, l'ANSES et l'InVs

☐ c. l'EFS, l'InVs et l'Eprus
☐ d. l'InVs, l'EFS et la HAS
☐ e. l'InVs, l'Inpes et l'Eprus

728 – Indiquez la bonne réponse. La vigilance sanitaire est un système de veille réglementairement organisé pour signaler les événements indésirables liés :

☐ a. à l'utilisation des produits de santé
☐ b. aux mauvaises pratiques professionnelles
☐ c. aux hospitalisations non pertinentes
☐ d. à des pratiques frauduleuses
☐ e. à l'utilisation de médecines alternatives

729 – Indiquez les bonnes réponses. Parmi les neuf principes généraux inscrits dans le Code du travail (article L. 4121-2) sur la prévention des risques professionnels, on retrouve :

☐ a. éviter les risques
☐ b. évaluer les risques qui peuvent être évités
☐ c. combattre les risques à la source
☐ d. prendre des mesures de protection collective
☐ e. imposer des mesures de protection individuelle

730 – Indiquez la bonne réponse. Le risque est un événement redouté qui réduit :

☐ a. le coût dans une activité humaine
☐ b. l'activité d'une organisation
☐ c. le danger ressenti
☐ d. le respect des protocoles établis
☐ e. l'espérance de gain et/ou d'efficacité dans une activité humaine

731 – Indiquez les bonnes réponses. L'Agence nationale de sécurité sanitaire de l'alimentation, de l'environnement et du travail (ANSES) a pour mission notamment d'établir une liste de substances qui justifient en priorité des travaux d'expertise et pour chaque substance l'intérêt de fournir une expertise sur :

☐ a. les dangers potentiels
☐ b. les usages
☐ c. les populations les plus exposées
☐ d. les risques connus pour la santé humaine
☐ e. les produits de substitution existants

732 – Indiquez les bonnes réponses. Les comportements à risque repérés chez les adolescents sont notamment :

☐ a. le repli sur soi
☐ b. l'usage de substances psychoactives licites ou illicites telles que l'alcool, le tabac et le cannabis
☐ c. les pratiques sportives à risque
☐ d. le refus de manger
☐ e. la violence, qu'elle soit dirigée contre soi ou contre les autres

733 – Indiquez la bonne réponse. La thématique santé-environnement regroupe les aspects de la santé humaine qui sont influencés par l'environnement, notamment :

☐ a. les infections nosocomiales
☐ b. les pollutions environnementales
☐ c. les transmissions croisées
☐ d. les crises sanitaires exceptionnelles
☐ e. les épidémies

734 – Indiquez la bonne réponse. Le besoin de sécurité a été défini par :

☐ a. Virginia Henderson
☐ b. Dorothea Orem
☐ c. Carl Rogers
☐ d. Florence Nightingale
☐ e. Abraham Maslow

735 – Indiquez les bonnes réponses. Les troubles musculosquelettiques sont liés à des facteurs :

☐ a. environnementaux
☐ b. biomécaniques
☐ c. psychosociaux
☐ d. individuels
☐ e. biologiques

736 – Indiquez les bonnes réponses. Les risques sont exprimés sous forme :

☐ a. de fatalité
☐ b. de conséquence d'un acte
☐ c. d'éventualité
☐ d. de probabilité
☐ e. de résultats

737 – Indiquez les bonnes réponses. Une démarche de gestion des risques doit être déployée dans chaque établissement de santé et comporter :

☐ a. une cartographie complète des risques de l'établissement
☐ b. l'identification a priori des risques, en privilégiant les méthodes et outils validés par la Haute autorité de santé (HAS), les sociétés savantes, etc.
☐ c. l'analyse a posteriori des événements indésirables ou considérés comme porteurs de risques
☐ d. un plan de formation pour les personnels
☐ e. la mise en œuvre d'actions de prévention des risques, de récupération des défaillances et d'atténuation de leurs conséquences pour les patients

738 – Indiquez les bonnes réponses. La pratique répétée du *binge drinking* peut avoir des effets préoccupants sur la santé, notamment :

☐ a. des effets nocifs, à long terme, sur le cerveau
☐ b. une perte importante de l'acuité visuelle dans les années qui suivent
☐ c. une augmentation du taux de mortalité

- ☐ d. une augmentation du taux de suicide
- ☐ e. une augmentation du nombre de personnes alcoolo-dépendantes
- ☐ f. une perte de mémoire irréversible dans les années qui suivent

739 – Indiquez la bonne réponse. Le Comité d'hygiène, de sécurité et des conditions de travail (CHSCT) contribue :

- ☐ a. à l'organisation sanitaire au sein des entreprises
- ☐ b. à l'amélioration du dialogue social
- ☐ c. au suivi médical des salariés
- ☐ d. à la protection des personnes salariées
- ☐ e. à la protection de la santé et de la sécurité des travailleurs

740 – Indiquez la bonne réponse. Selon l'article L. 541-2 du Code de l'environnement, l'ensemble des étapes de tri, conditionnement, collecte, transport, stockage et traitement des déchets est dénommé :

- ☐ a. gestion des déchets
- ☐ b. élimination des déchets
- ☐ c. circuit des déchets
- ☐ d. collecte des déchets
- ☐ e. extraction des déchets

741 – Indiquez les bonnes réponses. Les grands déterminants de la santé sont liés aux catégories de facteurs suivants :

- ☐ a. la race
- ☐ b. les performances du système de soins
- ☐ c. les comportements individuels
- ☐ d. l'environnement
- ☐ e. les caractéristiques biologiques et génétiques

742 – Indiquez la bonne réponse. Un événement indésirable peut être source :

- ☐ a. de risque
- ☐ b. de dommages
- ☐ c. de situations dangereuses
- ☐ d. de plaintes
- ☐ e. d'erreurs

743 – Indiquez la bonne réponse. Le groupe de population considéré comme particulièrement sensible à l'environnement comprend :

- ☐ a. toutes les personnes malades
- ☐ b. les patients atteints de maladies chroniques
- ☐ c. les enfants et les femmes enceintes
- ☐ d. les personnes allergiques
- ☐ e. les personnes touchées par le VIH

Bilan du test

Le barème :

- toutes les réponses à une question sont conformes : 1 point ;
- 1 réponse est non conforme : 0,5 point ;

- 2 réponses sont non conformes : 0,3 point ;
- 3 réponses ou plus sont non conformes : 0 point.

Questions	Réponses	Points obtenus
724	a. – b. – d.	
725	c.	
726	c.	
727	e.	
728	a.	
729	a. – c. – d.	
730	e.	
731	a. – b. – e.	
732	b. – c. – e.	
733	b.	
734	d.	
735	b. – c. – d.	
736	c. – d.	
737	b. – c. – e.	
738	a. – b. – d.	
739	e.	
740	a.	
741	b. – c. – d. – e.	
742	b.	
743	b.	
TOTAL		

Vous avez moins de 7/20 : l'essentiel n'est pas maîtrisé. Révisez vos cours avant de commencer l'entraînement.

Vous avez entre 7 et 10/20 : il faut poursuivre vos efforts. Vous avez déjà acquis certaines notions, mais celles-ci doivent être renforcées. Révisez les thèmes sur lesquels vous avez perdu des points avant de commencer l'entraînement.

Vous avez entre 11 et 15/20 : consolidez vos acquis. Vous êtes presque prêt ; poursuivez vos efforts en vous entraînant.

Vous avez plus de 15/20 : bravo ! Continuez à vous entraîner pour être au top le jour J !

ENTRAÎNEZ-VOUS

Entraînez-vous avec des QCM

Consignes : une ou plusieurs bonnes réponses sont attendues pour l'ensemble des questions.

■ **744 – Pour limiter les conduites à risque chez les plus jeunes, la loi Hôpital, patients, santé et territoires (HPST) en 2009 a prévu :**

- ☐ a. la limitation de la vente d'alcool aux mineurs
- ☐ b. la limitation de la vente de tabac aux mineurs
- ☐ c. l'interdiction de vente d'alcool dans les points de vente de carburants aux mineurs
- ☐ d. le renforcement de l'interdiction de vente d'alcool aux mineurs
- ☐ e. l'interdiction de la vente de tabac aux mineurs

■ **745 – Le plan national santé-environnement est décliné en région dans :**

- ☐ a. le schéma régional d'organisation des soins ambulatoires
- ☐ b. le schéma régional de prévention
- ☐ c. le projet régional de santé
- ☐ d. le plan régional santé environnement
- ☐ e. les contrats d'objectifs et de moyens

■ **746 – La promotion de la surveillance des accidents d'exposition au risque viral (AEV) est intégrée dans le programme :**

- ☐ a. de prévention des risques professionnels
- ☐ b. de prévention des risques liés au travail
- ☐ c. de prévention du risque infectieux en établissement de santé
- ☐ d. d'hygiène et sécurité au travail
- ☐ e. de lutte contre les infections nosocomiales

■ **747 – Le principe de précaution est une stratégie utilisée pour gérer les risques sanitaires quand il y a :**

- ☐ a. une épidémie massive
- ☐ b. une incertitude scientifique
- ☐ c. un risque potentiel élevé
- ☐ d. une controverse publique
- ☐ e. des décès inexpliqués

■ **748 – La sécurité est définie comme la situation de quelqu'un qui :**

- ☐ a. ne prend pas de risques
- ☐ b. n'a subi aucun dommage
- ☐ c. ne fait pas d'erreurs
- ☐ d. se sent à l'abri du danger, qui est rassuré
- ☐ e. a besoin d'être rassuré

■ **749– L'agence chargée de rassembler, d'analyser et d'actualiser les connaissances sur les risques sanitaires, leurs causes et leur évolution est :**

- ☐ a. la Haute autorité de santé
- ☐ b. l'Agence nationale de sécurité du médicament et des produits de santé
- ☐ c. l'Autorité de sureté nucléaire
- ☐ d. l'Agence nationale de santé publique
- ☐ e. l'Agence nationale de sécurité sanitaire de l'alimentation, de l'environnement et du travail

■ 750 – Les conséquences physiques des jeux de non-oxygénation peuvent être :

☐ a. une brève perte de connaissance sans conséquence
☐ b. une souffrance neuronale réversible se traduisant par des troubles de la conscience (et parfois des convulsions)
☐ c. un accident vasculaire cérébral
☐ d. la mort
☐ e. une atteinte irréversible de la vue

■ 751 – Constitue un événement indésirable associé aux soins tout incident préjudiciable à un patient hospitalisé survenu :

☐ a. lors de la réalisation d'un acte invasif sur prescription médicale
☐ b. lors de la réalisation d'un acte de prévention, d'une investigation ou d'un traitement
☐ c. lors d'une intervention au bloc opératoire
☐ d. lors d'une hospitalisation en réanimation
☐ e. hors de la présence d'un médecin

■ 752 – La lutte contre les infections nosocomiales, y compris la prévention de la résistance contre les infections bactériennes aux antibiotiques, fait partie des missions confiées :

☐ a. au CLIN dans chaque établissement de santé
☐ b. à tout professionnel de santé habilité à exercer
☐ c. au coordonnateur général des soins
☐ d. au président de la CME
☐ e. à la commission des usagers

■ 753 – Concernant les salles de consommation à moindre risque pour les usagers de drogues, vous retenez :

☐ a. qu'elles concernent les usagers de drogues injectables
☐ b. qu'elles visent à limiter le risque infectieux
☐ c. qu'elles sont contrôlées par le ministère de l'Intérieur
☐ d. qu'elles entrent dans une politique de réduction des risques et des dommages
☐ e. qu'elles concernent uniquement les usagers de drogues dites douces

■ 754 – La gestion du risque infectieux concernant les patients, les professionnels et toute personne fréquentant l'établissement de santé est confiée :

☐ a. uniquement au coordonnateur de la gestion des risques associés aux soins
☐ b. à une équipe opérationnelle d'hygiène (EOH)
☐ c. uniquement au chef de service de la prévention du risque infectieux (SPRI)
☐ d. au Comité d'hygiène et de sécurité et des conditions de travail (CHSCT)
☐ e. uniquement au référent hygiène de l'établissement

■ 755 – Le représentant légal de l'établissement public de santé arrête l'organisation de la lutte contre les événements indésirables associés aux soins après concertation avec :

☐ a. les représentants du comité technique d'établissement
☐ b. le directeur de la qualité
☐ c. le président de la Conférence médicale d'établissement
☐ d. la Commission des soins infirmiers, de rééducation et médico-techniques
☐ e. le conseil de surveillance

■ 756 – Les différents types de jeux dangereux pratiqués par les jeunes enfants sont :

☐ a. les jeux de défi
☐ b. les jeux d'agression
☐ c. les jeux de harcèlement
☐ d. les jeux d'addiction
☐ e. les jeux de non-oxygénation

■ 757 – Les sources de pollution de l'air intérieur sont :

☐ a. le bruit occasionné par l'extérieur
☐ b. la présence et les activités humaines : tabagisme, produits ménagers, bricolage, acariens, moisissures, animaux de compagnie, etc.
☐ c. les chaudières à gaz
☐ d. la lumière froide
☐ e. les allées et venues intempestives

■ 758 – La loi du 9 août 2004 relative à la politique de santé publique impose la rédaction d'un « plan blanc » à tous les établissements de santé pour :

☐ a. lutter contre toute menace urgente d'origine infectieuse venant de l'extérieur
☐ b. faire face à un éventuel afflux de victimes ou à une situation d'urgence sanitaire exceptionnelle
☐ c. isoler de manière momentanée les personnes repérées comme à haut risque infectieux
☐ d. mobiliser immédiatement les personnels volontaires pour réquisition immédiate
☐ e. lutter contre toute menace urgente d'origine nucléaire venant de l'extérieur

■ 759 – La cartographie des risques vise à :

☐ a. recenser l'ensemble des risques
☐ b. éviter les risques
☐ c. hiérarchiser les risques
☐ d. orienter les actions préventives
☐ e. recenser les événements indésirables

■ 760 – Tout professionnel ou établissement de santé doit faire une déclaration au directeur général de l'Agence régionale de santé quand il a constaté :

☐ a. une infection nosocomiale
☐ b. un dysfonctionnement grave lié aux soins

- ☐ c. une situation de risque majeur
- ☐ d. une complication inexpliquée
- ☐ e. un événement indésirable grave lié à des soins réalisés lors d'investigations, de traitements ou d'actions de prévention

761 – L'équipe opérationnelle d'hygiène est chargée des missions suivantes au sein d'un établissement de santé :

- ☐ a. impulser et coordonner la gestion a priori du risque infectieux nosocomial dans ses différentes dimensions (environnement, actes de soin, état de santé du patient)
- ☐ b. surveiller et signaler les événements indésirables graves associés aux soins
- ☐ c. mettre en œuvre le plan d'action des événements indésirables graves (EIG)
- ☐ d. impulser et coordonner la gestion a posteriori du risque infectieux nosocomial par le signalement, l'investigation et les interventions lors d'infections
- ☐ e. promouvoir la formation et l'information sur le risque infectieux nosocomial pour les professionnels, les patients et les usagers

762 – Les infections nosocomiales sont les infections associées :

- ☐ a. aux soins et contractées dans un établissement de santé
- ☐ b. à des soins pratiqués par des professionnels de santé
- ☐ c. à des suites d'une intervention chirurgicale
- ☐ d. à des complications survenues lors de l'hospitalisation
- ☐ e. à la suite d'un séjour en réanimation

763 – Un risque :

- ☐ a. est une source potentielle de danger
- ☐ b. est une probabilité de survenue d'un préjudice
- ☐ c. est synonyme de danger
- ☐ d. est un événement dont le résultat est certain
- ☐ e. peut être réduit à zéro

764 – L'organisation de la lutte contre les événements indésirables associés aux soins vise à :

- ☐ a. mettre en œuvre des actions de formation des personnels
- ☐ b. organiser dans chaque établissement un système de veille documentaire sur les risques associés aux soins
- ☐ c. éradiquer les événements indésirables associés aux soins
- ☐ d. disposer d'une expertise sur la méthodologie de gestion des risques associés aux soins
- ☐ e. permettre à la Commission médicale d'établissement ou à la Conférence médicale d'établissement de disposer des éléments nécessaires pour proposer un programme d'actions

765 – Parmi les maladies suivantes, lesquelles sont directement associées à la qualité de l'environnement ?

- ☐ a. le diabète
- ☐ b. le saturnisme

- ☐ c. les cancers
- ☐ d. la légionellose
- ☐ e. l'eczéma

766 – Concernant les dimensions du concept de qualité des soins, vous retenez :
- ☐ a. l'accessibilité
- ☐ b. la continuité de prise en charge
- ☐ c. l'efficience
- ☐ d. la synergie
- ☐ e. les ressources minimales

767 – La prévention des risques professionnels est une obligation inscrite dans le Code :
- ☐ a. de la santé publique
- ☐ b. civil
- ☐ c. du travail
- ☐ d. de l'action sociale et des familles
- ☐ e. de la Sécurité sociale

768 – Parmi les besoins humains figurant dans la pyramide de Maslow, on trouve :
- ☐ a. le besoin de se reproduire
- ☐ b. le besoin de s'accomplir
- ☐ c. le besoin de sécurité
- ☐ d. les besoins physiologiques
- ☐ e. le besoin de se motiver

769 – Dans le cadre de la sécurisation et de l'autoévaluation de l'administration des médicaments, il existe la règle des 5B. Celle-ci repose sur les éléments suivants, sauf un. Lequel ?
- ☐ a. bon moment
- ☐ b. bonne dose
- ☐ c. bon patient
- ☐ d. bonne voie
- ☐ e. bonne qualité

770 – Les comportements à risque sont responsables dans le monde :
- ☐ a. de plus de la moitié des décès prématurés
- ☐ b. de plus de la moitié des maladies chroniques chez l'adulte
- ☐ c. d'un tiers des maladies psychiatriques survenant à l'âge adulte
- ☐ d. de près des deux tiers de décès prématurés et d'un tiers de la charge de morbidité globale chez l'adulte
- ☐ e. de troubles mentaux repérés chez les adolescents

771 – Le plan national santé-environnement est piloté conjointement par le ministère chargé des domaines suivants :
- ☐ a. la santé
- ☐ b. le travail

☐ c. la famille
☐ d. l'enseignement supérieur et la recherche
☐ e. l'industrie

■ 772 – Les déchets d'activités de soins à risque sont composés des catégories suivantes qui correspondent à des filières d'élimination distinctes sauf une. Indiquez laquelle.
☐ a. les déchets d'activités de soins à risque infectieux (Dasri)
☐ b. les déchets d'activités de soins à risque radioactifs
☐ c. les déchets d'activités de soins à risque chimique et toxique (DRCT)
☐ d. les déchets ménagers
☐ e. les pièces anatomiques

■ 773 – L'agence chargée de l'évaluation des risques dans le domaine de l'alimentation, de l'environnement et du travail est :
☐ a. la HAS
☐ b. l'ANSM
☐ c. l'ASN
☐ d. Santé publique France
☐ e. l'ANSES

■ 774 – Le risque majeur est caractérisé par les critères suivants :
☐ a. une faible fréquence
☐ b. une méconnaissance généralisée
☐ c. une grande fréquence
☐ d. des conséquences graves
☐ e. une atteinte populationnelle importante

■ 775 – L'Enquête nationale sur les événements indésirables graves associés aux soins (ENEIS) dans les établissements de santé, pilotée par le ministère de la Santé, a pour but :
☐ a. d'estimer l'incidence des événements indésirables graves (EIG) observés en milieu hospitalier
☐ b. d'estimer la gravité et la part évitable des EIG observés en milieu hospitalier
☐ c. de décrire les causes immédiates de survenue de ces événements liés aux soins
☐ d. d'estimer la performance de la gestion des risques associés aux soins dans les établissements
☐ e. de repérer les mauvaises pratiques soignantes

■ 776 – Le jeu dangereux qui consiste à comprimer le cou du partenaire afin de compresser les carotides au point de couper sa circulation sanguine cérébrale (hypoxie) est appelé :
☐ a. jeu de la tomate
☐ b. jeu de l'aérosol
☐ c. jeu du foulard
☐ d. jeu de la mort subite
☐ e. jeu de la machine à laver

777 – Les objectifs prioritaires du Plan national santé environnement (PNSE) sont :

- ☐ a. de garantir un air et une eau de bonne qualité
- ☐ b. d'agir sur les comportements individuels
- ☐ c. de réduire les inégalités sociales liées à l'environnement
- ☐ d. de prévenir les pathologies d'origine environnementale et notamment les cancers
- ☐ e. de mieux informer le public et de protéger les populations sensibles (enfants et femmes enceintes)

778 – Les déchets suivants sont considérés comme des Dasri :

- ☐ a. ils présentent un risque infectieux du fait qu'ils contiennent des micro-organismes viables ou leurs toxines, dont on sait ou dont on a de bonnes raisons de croire qu'en raison de leur nature, de leur quantité ou de leur métabolisme, ils causent une maladie chez l'homme ou chez d'autres organismes vivants
- ☐ b. les changes complets souillés utilisés en établissements de santé (pédiatrie, EHPAD, etc.)
- ☐ c. tous les déchets éliminés à partir de la salle de soins
- ☐ d. les produits sanguins à usage thérapeutique incomplètement utilisés ou arrivés à péremption
- ☐ e. les matériels et matériaux piquants ou coupants destinés à l'abandon, qu'ils aient été ou non en contact avec un produit biologique

779 – La gestion des risques est la démarche qui vise à identifier, évaluer, traiter pour éviter ou pour réduire :

- ☐ a. les facteurs de risque et leurs conséquences
- ☐ b. les risques majeurs avérés
- ☐ c. les risques ou leurs conséquences
- ☐ d. les dangers repérés
- ☐ e. les dommages réparables

780 – Une situation à risque est :

- ☐ a. un événement possible dont la survenue est susceptible de créer des dommages
- ☐ b. une activité systématiquement dangereuse en situation de travail
- ☐ c. une activité dont la survenue est susceptible de créer des problèmes
- ☐ d. un événement source de conflits
- ☐ e. une survenue d'erreurs

781 – Le système national de pharmacovigilance piloté par l'Agence nationale de sécurité du médicament et des produits de santé (ANSM) comporte :

- ☐ a. le signalement des effets indésirables par les professionnels de santé et les industriels
- ☐ b. le recueil, l'exploitation et l'évaluation de toute information concernant le risque d'effets indésirables
- ☐ c. la réalisation d'études ou de travaux concernant la sécurité d'emploi des médicaments

☐ d. la mise en œuvre d'actions nécessaires à l'exercice de la pharmacovigilance
☐ e. des mesures correctives ou préventives

782 – Le *binge drinking* est une pratique qui consiste à absorber :
☐ a. une quantité d'alcool systématiquement supérieure à deux litres
☐ b. une quantité maximale d'alcool en un minimum de temps
☐ c. une quantité maximale d'alcool associée à des drogues
☐ d. une quantité d'alcool suffisante pour atteindre un état de coma
☐ e. une quantité maximale d'alcool toute une nuit

783 – La santé environnementale s'intéresse aux risques suivants :
☐ a. le suicide
☐ b. les risques au travail
☐ c. les risques sanitaires liés à l'environnement
☐ d. la gestion des déchets
☐ e. l'évaluation et la gestion des risques sanitaires liés aux substances et produits chimiques mis sur le marché

784 – Le « plan blanc » rédigé par les établissements de santé définit notamment :
☐ a. le nom et la fonction du responsable de la cellule de crise
☐ b. les modalités de constitution et de fonctionnement de la cellule de crise
☐ c. des modalités adaptées et graduées de mobilisation des moyens humains et matériels de l'établissement
☐ d. les modalités d'accueil et d'orientation des victimes
☐ e. des mesures spécifiques pour les accidents nucléaires, radiologiques, biologiques et chimiques

785 – La protection est une mesure visant à :
☐ a. la réduction de la fréquence des risques
☐ b. la réduction de la gravité des risques
☐ c. la réduction des dysfonctionnements
☐ d. une meilleure déclaration des dommages
☐ e. une meilleure déclaration des événements indésirables

786 – Les établissements de santé sont tenus d'élaborer et de mettre en œuvre une gestion des risques visant à :
☐ a. anticiper les événements indésirables liés aux pratiques soignantes
☐ b. prévenir et traiter les événements indésirables liés à leurs activités
☐ c. gérer les événements indésirables liés aux pratiques soignantes
☐ d. former les personnels aux risques liés aux soins
☐ e. repérer et traiter les événements indésirables liés aux activités de soins

787 – Les comportements à risque sont définis comme des manières d'agir :
☐ a. inappropriées en société
☐ b. dangereuses pour l'environnement
☐ c. qui comportent une probabilité non négligeable de mettre en danger sa vie, sa santé ou celle d'autrui
☐ d. inadaptées à la vie en groupe
☐ e. particulières aux adolescents

788 – L'Agence nationale de sécurité des médicaments et des produits de santé (ANSM) organise la surveillance des vigilances suivantes sauf une. Indiquez laquelle.

- ☐ a. la cosmétovilance
- ☐ b. la biovigilance
- ☐ c. l'hémovigilance
- ☐ d. la réactovigilance
- ☐ e. l'infectiovigilance

789 – L'enquête nationale de prévalence des infections associées aux soins :

- ☐ a. est réalisée à la demande du ministère de la Santé tous les 5 ans environ
- ☐ b. est proposée à tous les établissements de santé français, publics ou privés
- ☐ c. est pilotée par la Haute autorité de santé (HAS)
- ☐ d. est mise en œuvre par les établissements de santé et les Centres de coordination de la lutte contre les infections nosocomiales (CCLIN) sous l'égide du Réseau d'alerte, d'investigation et de surveillance des infections nosocomiales (RAISIN)
- ☐ e. enquête sur une population de patients hospitalisés un jour donné

790 – Une analyse collective rétrospective et systémique d'un cas marqué par la survenue d'un évènement indésirable associé aux soins s'appelle :

- ☐ a. une revue de mortalité et de morbidité
- ☐ b. une revue systématique
- ☐ c. un staff médical
- ☐ d. une analyse professionnelle
- ☐ e. une revue pluriprofessionnelle

791 – Un événement indésirable est considéré comme grave lorsque :

- ☐ a. les effets attendus du traitement ne sont pas obtenus
- ☐ b. se produit un décès inattendu
- ☐ c. il y a la perte permanente d'une fonction pour le patient
- ☐ d. survient une complication grave mettant en jeu le pronostic vital du patient
- ☐ e. celui-ci n'est pas lié à des actions de prévention, de diagnostic ou de traitement

Réponses aux QCM

744 – a. – e.

745– d.

746 – e. – L'Institut national de veille sanitaire (InVS) organise le Réseau d'alerte, d'investigation et de surveillance des infections nosocomiales (Raisin).

747 – b. – c. – d.

748 – d. – Selon le dictionnaire *Larousse*, la sécurité est la situation de quelqu'un qui se sent à l'abri du danger, qui est rassuré.

749 – d. – Santé publique France regroupe l'Institut national de veille sanitaire (InVs), l'Institut national de prévention et d'éducation pour la santé (Inpes), l'Établissement de préparation et de réponse aux urgences sanitaires (Eprus).

750 – a. – b. – d.

751 – b – Selon l'article R. 6111-1 du Code de la santé publique : « Constitue un événement indésirable associé aux soins tout incident préjudiciable à un patient hospitalisé survenu lors de la réalisation d'un acte de prévention, d'une investigation ou d'un traitement ».

752 – a. – Il s'agit du Comité de lutte contre les infections nosocomiales.

753 – a. – b. – d.

754 – a. Selon l'annexe 4 de la circulaire DGOS du 18 novembre 2011 en vue de l'application du décret du 12 novembre 2010 relatif à la lutte contre les événements indésirables associés aux soins dans les établissements de santé, la gestion du risque infectieux est confiée au seul coordonnateur de la gestion des risques associés aux soins.

755 – c. – L'article R. 6111-2 du Code de la publique précise que : « Le représentant légal de l'établissement de santé, après concertation avec le président de la commission médicale d'établissement dans les établissements de santé publics, ou avec la conférence médicale d'établissement dans les établissements de santé privés, arrête l'organisation de la lutte contre les événements indésirables associés aux soins ».

756 – a. – b. – e. Source : ministère de l'Éducation nationale.

757 – b.

758 – b. – Le plan blanc est inscrit dans le décret du 30 décembre 2005 relatif à l'organisation du système de santé en cas de menace sanitaire grave.

759 – a. – c. – d.

760 – a. – e.

761 – a. – d. – e.

762 – a. – Selon l'article R. 6111-6 – du Code de la santé publique : « Les infections associées aux soins contractées dans un établissement de santé sont dites infections nosocomiales ».

763 – a. – b. – Selon la Haute autorité de santé, un risque est une situation non souhaitée ayant des conséquences négatives résultant de la survenue d'un ou de plusieurs événements dont l'occurrence est incertaine.

764 – a. – d. – e.

765 – b. – d.

766 – a. – b. – c.

767 – c.

768 – b. – c. – d. – La pyramide de Maslow comprend cinq niveaux de besoins hiérarchisés. Pour s'élever d'un niveau dans cette pyramide, il faut que le besoin du niveau inférieur soit au moins en partie satisfait. Les cinq besoins sont : les besoins physiologiques, le besoin de sécurité, le besoin d'appartenance, le besoin d'estime, le besoin de s'accomplir.

769 – e. Le cinquième est le « bon traitement ».
770 – a. – Source : Organisation mondiale de la santé, 2011.
771 – b. – d.
772 – d.
773 – e. – L'Agence nationale de sécurité sanitaire de l'alimentation, de l'environnement et du travail.
774 – a. – d.
775 – a. – b. – c.
776 – c.
777 – a. – c. – e.
778 – a. – c. – e. – La nature des déchets d'activités de soins à risque infectieux est définie à l'article R. 1335-1 du Code de la santé publique.
779 – c.
780 – a – Selon la Haute autorité de santé, une situation à risque est un événement possible dont la survenue est susceptible de créer des dommages.
781 – a. – b. – c. – d. – e.
782 – b.
783 – a. – c. – e.
784 – b. – c. – d. – e.
785 – c.
786 – b. – Selon l'article L. 611-2 du Code de la santé publique : « Les établissements de santé élaborent et mettent en œuvre une politique d'amélioration continue de la qualité et de la sécurité des soins et une gestion des risques visant à prévenir et traiter les événements indésirables liés à leurs activités ».
787 – c.
788 – e. – L'infectiovigilance. Elle est coordonnée par les Centres de lutte contre les infections nosocomiales.
789 – a. – b. – d. – e.
790 – a.
791 – b. – c. – d.

Entraînez-vous avec des QROC

■ **792 – Définissez les termes suivants : danger, risque, situation à risque, événement évitable, événement indésirable associé aux soins, événement porteur de risque.**

....

....

....

....

....

....

....

....

....

793 – Expliquez ce qu'est la méthode Alarm.

....

....

....

....

....

....

....

....

....

794 – Définissez la matériovigilance.

....

....

....

....

....

....

....

....

....

■ 795 – Définissez ce qu'est une revue de morbidité et de mortalité.

....

....

....

....

....

....

....

....

....

■ 796 – Expliquez, de façon chronologique, la conduite à tenir dans le cas d'un accident d'exposition au sang par piqûre sur un doigt.

....

....

....

....

....

....

....

....

....

797 – Définissez Dasri. À partir du tableau ci-dessous, cochez dans quel type de conditionnement peuvent être mis les Dasri perforants, solides ou mous, et liquides.

	Type de Dasri pouvant y être déposé		
Type de conditionnement	Perforants	Solides ou mous	Liquides
Sac en plastique			
Caisses en carton avec sac intérieur			
Fûts et jerricans en plastique			
Mini-collecteurs et boîtes			

Réponses aux QROC

792

Les définitions retenues par la Haute autorité de santé (HAS[2]) sont les suivantes :

- Danger : ce qui menace ou compromet la sûreté, l'existence de quelqu'un ou de quelque chose
- Risque : probabilité de survenue d'un incident
- Situation à risque : événement possible dont la survenue est susceptible de créer des dommages
- Événement évitable : jugement de valeur accepté par la collectivité compte tenu des pratiques et savoirs médicaux recommandés dans des circonstances données et à un moment donné par la communauté scientifique
- Événement indésirable associé aux soins : tout incident préjudiciable à un patient hospitalisé survenu lors de la réalisation d'un acte de prévention, d'une investigation ou d'un traitement
- Événement porteur de risque : événement n'ayant pas engendré de conséquences graves pour le patient. C'est un presque-accident dont l'analyse méthodique favorisera la compréhension des causes de survenue mais aussi celle des modalités de récupération ayant permis à temps sa détection et son traitement.

793

La méthode Alarm (*Association of Litigation And Risk Management protocol*) permet de retrouver les erreurs patentes (c'est-à-dire immédiates), mais également les erreurs latentes ou facteurs organisationnels ayant contribué à la survenue de l'événement indésirable. C'est une méthode d'analyse a posteriori. Le protocole d'analyse est formalisé avec une enquête systématique et exhaustive. L'objectif de la méthode Alarm est de prévenir la répétition de l'événement indésirable. Elle prend en compte l'analyse de deux niveaux de défaillances :

2. Source : http://has-sante.fr/portail/upload/docs/application/pdf/2012-04/fiche1.pdf

- les facteurs individuels :
  - liés au patient ;
  - liés au soignant.
- les facteurs systémiques :
  - liés aux tâches ;
  - liés à l'équipe ;
  - liés aux conditions de travail ;
  - liés au contexte institutionnel ;
  - liés à l'organisation.

794

Selon l'article R. 5212-1 et suivants du Code de la santé publique, « la matériovigilance a pour objet la surveillance des incidents ou des risques d'incidents pouvant résulter de l'utilisation des dispositifs médicaux, accessoires et consommables stériles et non stériles après leur mise sur le marché.

La matériovigilance comprend :

- le signalement et l'enregistrement des incidents ou risques d'incidents ;
- l'enregistrement, l'évaluation et l'exploitation des informations signalées dans un but de prévention ;
- la réalisation d'études concernant la sécurité d'utilisation des dispositifs médicaux ;
- la réalisation et le suivi des actions correctives décidées ».

Selon la directive européenne 93/42/CEE relative aux dispositifs médicaux, un dispositif médical est défini comme « tout instrument, appareil, équipement, matière ou autre article, utilisé seul ou en association, y compris le logiciel nécessaire pour le bon fonctionnement de celui-ci, destiné par le fabricant à être utilisé chez l'homme à des fins médicales ».

795

Selon la Haute autorité de santé, une revue de morbidité et de mortalité (RMM) est « une analyse collective [incluant le corps médical et le corps paramédical] rétrospective et systématique de cas marqués par la survenue d'un décès, d'une complication, ou d'un événement qui aurait pu causer un dommage au patient. Elle a pour objectif la mise en œuvre et le suivi d'actions pour améliorer la prise en charge des patients et la sécurité des soins. C'est une analyse globale de la situation, prenant en compte tous les éléments en interaction (organisationnels, techniques et humains) ayant contribué à la prise en charge d'un patient. Elle permet donc de dépasser la réflexion centrée sur un ou des individus. À l'issue de cette analyse, des enseignements sur les forces et les vulnérabilités existantes peuvent être tirés pour améliorer la qualité et de la sécurité des soins.

Il s'agit de décrire les faits et d'analyser des situations s'étant produites, pour apprendre et comprendre afin d'agir ensemble sans porter de jugement sur les personnes, ni rechercher un coupable ou un responsable[3]. »

---

3. Source : http://www.has-sante.fr/portail/jcms/c_434817/fr/revue-de-mortalite-et-de-morbidite-rmm.

796

Lors d'un Accident d'exposition au sang (AES), l'infirmier(ère) doit :

- arrêter le soin en cours ;
- ne pas faire saigner ;
- nettoyer la plaie avec de l'eau et du savon ;
- sécher ;
- désinfecter le doigt par immersion au moins 5 minutes dans du Dakin® ou de l'eau de Javel diluée ;
- informer le médecin présent dans le service qui recherchera l'état sérologique du patient source et, si celui-ci n'est pas connu, prescrira – avec l'accord du patient – les prélèvements sérologiques (VIH, virus de l'hépatite B et C [VHB, VHC]) ;
- se rendre aux urgences dans les 4 heures pour une évaluation du risque infectieux, les prélèvements sérologiques et la proposition éventuelle d'un traitement prophylactique ;
- faire une déclaration d'accident de travail dans les 24 heures ouvrables.

797

Les Dasri sont des déchets d'activités de soins à risque infectieux. Selon l'article R. 1335-1 du Code de la santé publique, ce sont des déchets liés aux activités de soins qui contiennent « des micro-organismes viables ou leurs toxines, dont on sait ou on a de bonnes raisons de croire que, du fait de leur nature, de leur quantité ou de leur métabolisme, ils causent une maladie chez l'homme ou d'autres organismes vivants ».

	Type de Dasri pouvant y être déposé		
Type de conditionnement	Perforants	Solides ou mous	Liquides
Sac en plastique		X	
Caisses en carton avec sac intérieur		X	
Fûts et jerricans en plastique	X	X	X
Mini-collecteurs et boîtes	X		

Entraînez-vous avec des schémas

■ **798 – Complétez le triangle du feu (figure 11.1).**

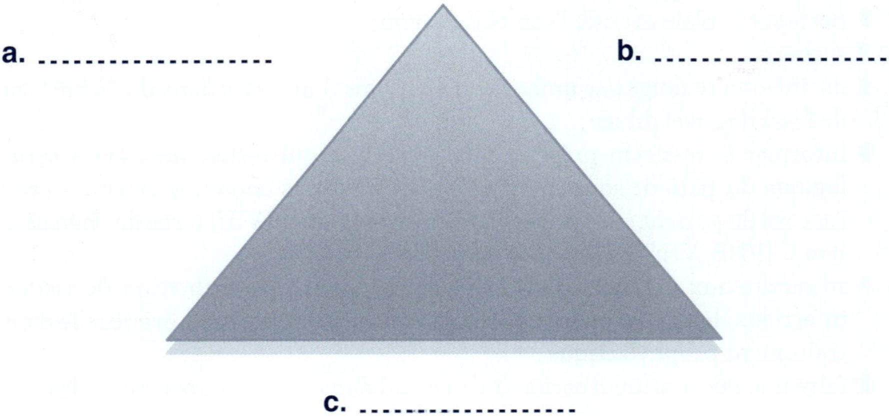

■ **799 – Complétez la figure 11.2.**

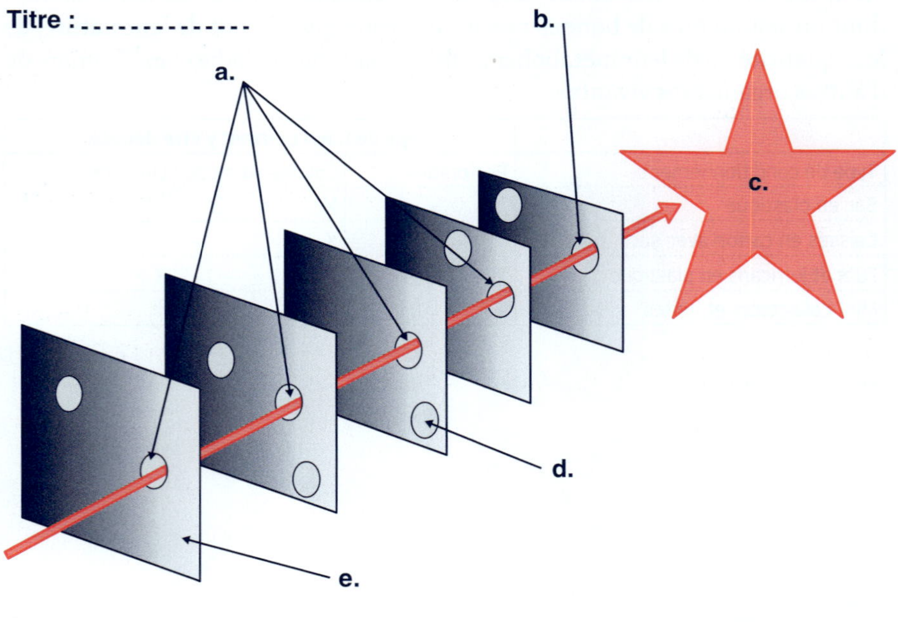

■ **800 – Indiquez sur la figure 11.3 le nom des risques chimiques.**

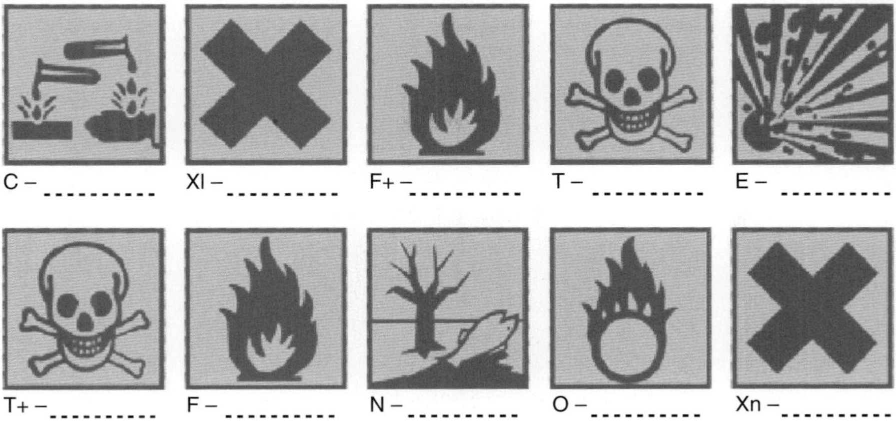

Réponses aux schémas

■ **798**

a) Combustible : matériau capable de se consumer (solide, liquide, gazeux). b) Comburant : corps qui permet la combustion (oxygène). c) Énergie d'activation (source de chaleur, étincelle).

■ **799**

Titre : Le modèle de Reason. a) Causes latentes. b) Événement final. c) Accident. d) Trous ou failles. e) Plaques barrières.

■ **800**

C) Corrosif. Xi) Irritant. F+) Extrêmement inflammable. T) Toxique. E) Explosif. T+) Très toxique. F) Facilement inflammable. N) Dangereux pour l'environnement. O) Comburant. Xn) Nocif.

Conclusion

Ce livre, composé de 800 questions corrigées, vous a permis de vous entraîner à un nouvel exercice que sont les questions à choix unique ou multiples (QCU – QCM), les questions à réponses ouvertes courtes (QROC) ou encore les schémas muets.

Si votre auto-évaluation relève beaucoup de réponses fausses, n'hésitez pas à retravailler, à nouveau, la ou les unités d'enseignement concernées. À l'issue, refaites le test et/ou l'entraînement. Pour ce faire, utilisez une couleur différente à chaque fois : cela vous permettra de savoir où vous vous êtes arrêté mais surtout d'évaluer votre progression entre 2 séances de travail.

Après ces révisions et entraînements, votre objectif sera de conserver ces acquis et ne pas oublier – lors de l'évaluation individuelle sur table à laquelle vous devrez faire face – d'analyser sur la forme et le fond chaque question posée. Quels sont les éléments qui me sont demandés ? Est-ce une question de connaissance ou de compréhension ?

Rappelez-vous, il n'y a pas de piège : l'évaluation de l'unité d'enseignement a pour objectif de vérifier les connaissances que vous avez acquises et pour lesquelles vous avez révisé et vous vous êtes entraînés.

Cette étape passée, il faut déjà anticiper le prochain semestre. Vous avez la possibilité de vous procurer et de travailler avec le livre suivant « *Validez votre semestre 3 et 4 en 500 questions corrigées* ». Dans celui-ci, en plus des QCM, QROC et schémas muets, vous trouverez des situations cliniques. Elles permettent de faire appel à votre raisonnement clinique.

Attention gardez précieusement cet ouvrage ! Plusieurs unités d'enseignements universitaires ont des liens entre elles et des acquis du semestre 2 vous seront nécessaires pour comprendre et apprendre de nouvelles notions. Au besoin, n'hésitez pas à revenir régulièrement à cet ouvrage, c'est le vôtre, utilisez-le.

475822 – (I) – (5,5) – Terraprint 70
Elsevier Masson S.A.S
65, rue Camille-Desmoulins,
92442 Issy-les-Moulineaux Cedex
Dépôt légal : juin 2018

Composition : SPI

Imprimé en Pologne par Dimograf